FORSCHUNGSBERICHT DES LANDES NORDRHEIN-WESTFALEN

Nr. 2590/Fachgruppe Medizin/Biologie

Herausgegeben im Auftrage des Ministerpräsidenten Heinz Kühn
vom Minister für Wissenschaft und Forschung Johannes Rau

Prof. Dr. Karlfried Karzel
Pharmakologisches Institut der Universität Bonn

# Untersuchungen
über den Wirkungsmechanismus antirheumatisch
aktiver Pharmaka auf zellulärer
und molekularpharmakologischer Ebene

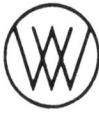

Westdeutscher Verlag 1976

Mitarbeiter dieses Forschungsberichts

Teil 1:
Karlfried Karzel
Hans-Dieter Peters
Holger Aulepp
Guido Hack

**Einfluß antirheumatisch aktiver Pharmaka auf Wachstums- und Vermehrungsvorgänge sowie den Protein- und Nukleinsäurestoffwechsel von Zellsuspensionskulturen in vitro**

Teil 2:
Karlfried Karzel
Peter Schönhöfer
Hans-Dieter Peters
Volker Dinnendahl
Dietrich Padberg
Peter Westhofen

**Pharmakaeinflüsse auf das Wachstum und den Glykosaminoglykanstoffwechsel von Fibroblastenmonolayerkulturen**

© 1976 by Westdeutscher Verlag GmbH, Opladen
Gesamtherstellung: Westdeutscher Verlag
ISBN 978-3-531-02590-2     ISBN 978-3-663-06792-4 (eBook)
DOI 10.1007/978-3-663-06792-4

Inhalt

Vorwort .................................................. 5

**Teil 1:**
Einfluß antirheumatisch aktiver Pharmaka auf Wachstums- und Vermehrungsvorgänge sowie den Protein- und Nukleinsäurestoffwechsel von Zellsuspensionskulturen in vitro .... 7

Einleitung ............................................... 7

Methoden ................................................. 7
Ergebnisse ............................................... 8
Diskussion ............................................... 14
Zusammenfassung .......................................... 17

Literatur ................................................ 18

Anhang
a) Tabellen .............................................. 19
b) Abbildungen ........................................... 21


**Teil 2:**
Pharmakaeinflüsse auf das Wachstum und den Glykosaminoglykanstoffwechsel von Fibroblastenmonolayerkulturen ...... 35

Einleitung ............................................... 35

Methoden und Material .................................... 36
Ergebnisse ............................................... 37
Diskussion ............................................... 40

Literatur ................................................ 43

Anhang
a) Tabellen .............................................. 44
b) Abbildungen ........................................... 46

Abkürzungsverzeichnis

EAT-Zellen: Ehrlich-Ascitestumorzellen
DNS: Desoxyribonukleinsäure
RNS: Ribonukleinsäure
ID 50: Inhibitorische Dosis 50 = 50%ige Hemmdosis
GAG: Glykosaminoglykane
cAMP: Zyklisches Adenosinmonophosphat = Cyclo-3',5'-adeno-
    sinmonophosphat
Db-cAMP: Dibutyryl-cyclo-AMP = $N^6, O^2$-Dibutyryl-cyclo-3',5'-
    adenosinmonophosphat
$PGE_1$: Prostaglandin $E_1$

## Vorwort

Den Erkrankungen des rheumatischen Formenkreises kommt sowohl im Hinblick auf den betroffenen Patienten als auch in sozialökonomischer Hinsicht eine erhebliche Bedeutung zu. Die medikamentöse Therapie dieser Erkrankungen hat einerseits durchaus positive Ergebnisse aufzuweisen, ist andrerseits aber mit einer Reihe von Problemen behaftet. Zu nennen wären beispielsweise die bei der Anwendung antirheumatisch wirksamer Arzneimittel auftretenden Nebenerscheinungen, die umso mehr ins Gewicht fallen, als bei den rheumatischen Erkrankungen häufig eine Langzeittherapie erforderlich ist. Genauere Kenntnisse über die zellulären Mechanismen der therapeutischen Wirkungen und der Nebenwirkungen dieser Pharmaka wären eine wesentliche Voraussetzung für eine rationellere Anwendung dieser Mittel wie auch für die Entwicklung neuer Antirheumatika mit einem günstigeren therapeutischen Index. Untersuchungen zur Erforschung des Wirkungsmechanismus antirheumatisch aktiver Verbindungen kommt daher nicht nur theoretisches Interesse, sondern auch eine erhebliche praktische Bedeutung zu.
Einen Ausgangspunkt für die Untersuchungen über den Wirkungsmechanismus der Antirheumatika stellt die von Domenjoz (1968) und Karzel (1967) entwickelte Arbeitshypothese dar, nach der therapeutische Wirkungen aber auch unerwünschte Wirkungskomponenten der Antirheumatika u.a. durch zytostatische Effekte bzw. Eingriffe in den Wachstums- und Vermehrungsstoffwechsel bestimmter körpereigener Zellen bedingt sein können. Als geeignetes Modell zur Bearbeitung dieser Fragen schienen uns in vitro-Kulturen tierischer Zellen mit hoher Vermehrungsrate besonders günstige Voraussetzungen zu bieten. Zellkulturen ermöglichen es, Pharmakaeinflüsse auf die Lebensfähigkeit und die Wachstums- und Vermehrungsvorgänge sowie den Vermehrungsstoffwechsel eines definierten Zelltyps unter Ausschaltung regulierender oder modifizierender Faktoren von Seiten eines übergeordneten Organismus zu untersuchen. Als Versuchsobjekt für diesen Zweck diente ein permanent in vitro in Suspensionsform züchtbarer Stamm von Ehrlich-Ascitestumorzellen (Karzel, 1965).
Ein weiterer Ansatzpunkt für unsere Untersuchungen war der von verschiedenen Autoren beschriebene und auch in eigenen

Arbeiten erhobene Befund, daß Antirheumatika und Antarthrotika den Glykosaminoglykanstoffwechsel mesenchymaler Zellen hemmend oder stimulierend beeinflussen können. Da Störungen des zellulären Glykosaminoglykanstoffwechsels offenbar in enger ursächlicher Beziehung zu den Erkrankungen des rheumatischen Formenkreises stehen, hatten wir uns das Ziel gesetzt, zur Klärung der diesen Stoffwechselprozessen zugrundeliegenden zellulären Mechanismen beizutragen sowie potentielle Wirkungsmechanismen der diese Prozesse beeinflussenden Pharmaka zu untersuchen. Als Arbeitsmodell schienen uns wiederum Zellkulturen besonders geeignet, und zwar in diesem Fall primär angelegte Fibroblastenkulturen, weil Kulturen dieser Art auch in vitro Glykosaminoglykane synthetisieren und sezernieren.

Literatur

Domenjoz, R.: Arbeitsgemeinschaft für Forschung des Landes Nordrhein-Westfalen, Heft 193, p. 97; Westdeutscher Verlag, Köln-Opladen.

Karzel, K.: Med. Pharmacol. exp. 12, 137 (1965).

Karzel, K.: Arch. int. Pharmacodyn. 169, 70 (1967).

Teil 1:
Einfluß antirheumatisch aktiver Pharmaka auf Wachstums- und Vermehrungsvorgänge sowie den Protein- und Nukleinsäurestoffwechsel von Zellsuspensionskulturen in vitro

Einleitung

In früheren Untersuchungen an Kulturen normaler und neoplastischer Zellen in vitro hatte sich ergeben, daß Antirheumatica zytozide und zytostatische Wirkungen ausüben (Karzel 1967). Da derartige Effekte bereits bei Anwendung ähnlicher Konzentrationen auftraten, wie sie unter klinischen Bedingungen im Blutplasma von Patienten erreicht werden, schien uns die Arbeitshypothese gerechtfertigt, daß therapeutische ebenso wie unerwünschte Wirkungen dieser Verbindungen ganz oder teilweise auf einer Hemmung von Wachstums-, Vermehrungs- oder Synthesevorgängen teilungsfähiger Zellen beruhen. So könnte der antiphlogistische bzw. antirheumatische Effekt dieser Stoffe mit einer Einschränkung der entzündlich bedingten Proliferation der Fibroblasten im Bindegewebe bzw. mit einer Einwirkung auf immunkompetente Zellen erklärt werden, während die unerwünschte ulcerogene Wirkung auf eine Reduktion der normalerweise relativ hohen Zellumsatzrate der Magen-Darmschleimhaut zurückgeführt werden könnte.
Ziel der vorliegenden Untersuchungen war es, zur Klärung der zellulären Mechanismen der zytostatischen Wirkungen der Antirheumatica beizutragen. Als Arbeitsmodell wurden Zellsuspensionskulturen gewählt, weil diese ein relativ homogenes System darstellen, an dem Pharmakaeinflüsse auf zelluläre Lebens-, Vermehrungs- und Stoffwechselprozesse unter weitgehender Ausschaltung modifizierender oder regulierender Faktoren seitens eines übergeordneten Organismus untersucht werden können.

Methoden

Als Versuchsobjekt diente eine permanent in vitro in Suspensionsform wachsende Linie von Ehrlich-Ascitestumorzellen (Karzel 1965). Die Zellen wurden im Nährmedium nach Eagle in stationärer Form bei $37^o$ C gezüchtet (Einzelheiten zur Technik s. Karzel 1965, 1967; Karzel und Schmid 1968).
Die Zellzahl pro Volumeneinheit Kulturmedium sowie das Zell-

volumen bzw. der Zelldurchmesser wurden sowohl mikroskopisch als auch elektronisch mit Hilfe des Zählgerätes nach Coulter (1956) (Coulter Counter, Modell A med.) bestimmt. Zellvolumenverteilungskurven wurden ebenfalls mit Hilfe des Coulterschen Zählgerätes erstellt (Einzelheiten zur Technik s. Karzel und Hack 1971).

Der Proteingehalt der Zellen wurde nach der Methode von Oyama und Eagle (1956), der Desoxyribonukleinsäuregehalt (DNS) nach den Angaben von Ceriotti (1952) und der Ribonukleinsäuregehalt (RNS) nach dem Verfahren von I-San Lin und Schjeide (1969) ermittelt.

Die gewonnenen Daten wurden einer Regressionsanalyse (nichtlineare Regression) und einer Korrelationsanalyse unterzogen. Die Berechnungen wurden mit Hilfe der Datenverarbeitungsanlage IBM 7090/1410 der Gesellschaft für Mathematik und Datenverarbeitung mbH., Bonn, durchgeführt. Die Bestimmung der mittleren zytostatisch wirksamen Konzentration ($ID_{50}$) der Pharmaka und der Neigungsfunktion der Dosis-Wirkungsgeraden erfolgte nach dem Verfahren von Litchfield und Wilcoxon (1949).

Folgende Pharmaka wurden in die Untersuchungen einbezogen: Natriumsalicylat; Salicylaminophenazon; Phenylbutazon (Butazolidin$^{(R)}$); Oxyphenbutazon (Tanderil$^{(R)}$); Chloroquindiphosphat (Resochin$^{(R)}$); Mefenamsäure (Ponstan$^{(R)}$); Flufenamsäure (Arlef$^{(R)}$); Nifluminsäure (Nifluril$^{(R)}$); Azapropazon (Prolixan$^{(R)}$); Alclofenac (Mervan$^{(R)}$); Bufexamac (Droxaryl$^{(R)}$); Ibuprofen (Brufen$^{(R)}$); Benzydaminhydrochlorid (Tantum$^{(R)}$); Colchicin; Cycloheximid; Methotrexat; 6-Mercaptopurin; Procarbazin (Natulan$^{(R)}$).

Ergebnisse

Der Einfluß einiger Pharmaka auf die Lebens- und Vermehrungsfähigkeit in vitro gezüchteter Ehrlich-Ascitestumorzellen (EAT-Zellen) ist beispielhaft für 3 Antirheumatika und vergleichsweise für 3 Zytostatika in Abb. 1 in Form von Dosis-Wirkungskurven wiedergegeben. Die Dichte der Zelleinsaat lag bei diesen Versuchen bei etwa 50% des Kontrollendwertes; daher entspricht die untere Hälfte der jeweiligen Kurve einem zytostatischen Effekt, während in die obere Hälfte auch zytozide Wirkungen eingehen. Natriumsalicylat zeigte in vitro eine ähnliche cytostatische Wirkungsstärke wie das Onkolytikum

Procarbazin, während die Aktivität der Flufenamsäure etwa derjenigen des 6-Mercaptopurins entsprach und Benzydamin sogar etwas stärker wirksam war. Im Gegensatz zu den Zytostatika, die vorwiegend eine Hemmung der Zellvermehrung verursachten, ließen die Antirheumatika darüberhinaus häufig eine deutlich ausgeprägte zytozide Aktivität erkennen. Dies drückt sich im Anstieg der Dosis-Wirkungskurven über den 50%-Wert aus. Die Werte für die zytostatische $ID_{50}$ und für die Neigungsfunktion der zugehörigen Dosis-Wirkungsgeraden der geprüften Antirheumatika sind in Tabelle 1 zusammengefaßt.

Gewisse Hinweise auf potentielle Mechanismen der zytostatischen Wirkung der Antirheumatika (und anderer Pharmaka) können sich aus Veränderungen des mittleren Zellvolumens bzw. der Zellvolumenverteilung der behandelten Kulturen ergeben. Unter der Einwirkung zytostatischer Konzentrationen der Antirheumatika kam es häufig zu einem Anstieg der mittleren Zellvolumenwerte, dem in der Regel eine relative Zunahme der großvolumigen Zellen auf Kosten der mittelgroßen Zellen zugrundelag. Dies ist in Abb. 2 am Beispiel verschiedener Phenylbutazonkonzentrationen gezeigt. Versuchsergebnisse für weitere Antirheumatika finden sich bei Karzel, Aulepp und Hack (1973) sowie Hack und Karzel (1974). Eine gleichgerichtete Veränderung der Volumenverteilungskurve wie bei Phenylbutazon und anderen Antirheumatika wird unter dem Einfluß der Mitosehemmstoffe Colchicin und Mitomycin beobachtet; allerdings kann die relative Zunahme der großvolumigen Zellen hier wesentlich deutlicher ausgeprägt sein. Im Fall der Mitosehemmstoffe erklärt sich der Anstieg des mittleren Zellvolumens aus der Blockierung der Mitose in der Metaphase und der Anreicherung großer Metaphasezellen in der Kultur. Eine ähnliche Deutung dürfte für die Antirheumatika nicht in Frage kommen. Eine Zunahme der Metaphasezellen war unter dem Einfluß der Antirheumatika - soweit dies bisher untersucht worden ist - nicht nachweisbar (Karzel und Peters 1976). Der Effekt der Antirheumatika auf das Zellvolumen ließe sich beispielsweise mit einer Verlängerung der Zellgenerationszeit erklären. Wie Abb. 3 erkennen läßt, findet sich bei unbehandelten Kontrollkulturen etwa in der Mitte der 24-stündigen Inkubationszeit im Vergleich zum Inkubationsende eine ähnliche Zunahme großvolumiger Zellen wie unter Phenylbutazon (Karzel und Hack 1972). Dies dürfte damit zusammenhängen, daß unter Kontrollbedingungen bis zu diesem Zeitpunkt Syntheseprozesse im Vordergrund stehen, während die Zellteilungsvorgänge erst nach einer gewissen Latenzphase einsetzen. Die antirheumatikabedingte Zunahme des mittleren Zellvolumens könnte weiterhin mit der Hemmung der Synthese einer für die Mitose essentiellen Zellkomponente, die mengenmäßig nicht ins Gewicht fällt, erklärt werden; es käme dann zu einer Anreicherung großer $G_2$-Phase-Zellen in der Kultur, die sich auf Grund irgendeines Defektes oder Mangelzustandes nicht teilen können.

Unter der Einwirkung höherer Konzentrationen einiger Antirheumatika wurde andrerseits auch eine relative Zunahme kleinvolumiger Zellen in der Kultur beobachtet. Dies läßt Abb. 4 am Beispiel der Mefenamsäure erkennen. Ein derartiges Bild könnte auf eine Hemmung anaboler Prozesse hindeuten. Tatsächlich sind solche Veränderungen der Zellvolumenverteilungskurve nach der Einwirkung von Pharmaka, welche die zelluläre Proteinsynthese hemmen, wie etwa Cycloheximid, wesentlich deutlicher ausgeprägt (vgl. Hack und Karzel 1974).

Weitere Hinweise auf die der zytostatischen Wirkung der Antirheumatika zugrundeliegenden Mechanismen können sich aus Veränderungen der für die Zellvermehrung bedeutsamen biochemischen Parameter, wie Protein-, DNS- und RNS-Gehalt, ergeben. Als Basis für die in Bezug auf diese Fragestellung durchgeführten Untersuchungen zeigt Abb. 5 das Verhalten dieser 3 Parameter sowie der Zellzahl unter Kontrollbedingungen während der üblichen Inkubationszeit von 24 Stunden. Die Zellzahl steigt von einer Einsaatdichte von $2 \times 10^5$ Zellen/ml auf durchschnittlich $5.0-5.5 \times 10^5$ Zellen/ml Kulturmedium. Die 24-stündige Inkubationszeit fällt bei den vorliegenden Bedingungen vollständig oder weitgehend in die logarithmische Vermehrungsphase der Kultur (s. auch Karzel und Schmid 1968). Die auf die Zellzahl bzw. prozentual auf die Ausgangsdaten bezogenen Werte für den Protein-, RNS- und DNS-Gehalt steigen zunächst an, erreichen nach 12 bis 18 Stunden ein Maximum, um anschließend wieder abzufallen. Bei der Prüfung von Antirheumatika an diesem Modell wurden in der Regel 3 Wirkstoffkonzentrationen appliziert, die auf Grund von Vorversuchen so ausgewählt wurden, daß eine abgestufte Hemmung der Zellvermehrung im Bereich zwischen 10 und 90% erzielt wurde.

Die Ergebnisse der Versuche mit Phenylbutazon sind unter verschiedenen Aspekten in Tabelle II und den Abbildungen 6 - 8 dargestellt. Tabelle II gibt die absoluten Meßwerte einschließlich der statistischen Parameter (Mittelwert: $\bar{x}$; mittlere Abweichung des Mittelwertes: $S_{\bar{x}}$; Korrelationskoeffizient: r; mehrfaches Bestimmtheitsmaß: mB; Irrtumswahrscheinlichkeit: p) wieder. In Abb. 6 sind Dosis-Wirkungs-Kurven enthalten, die unter Verwendung der absoluten Meßwerte erstellt wurden, unabhängig davon, ob eine Meßgröße statistisch signifikant verändert war oder nicht. Die Dosis-Wirkungs-Kurven in Abb. 7 berücksichtigen die prozentual auf die Kontrollen bezogenen Veränderungen der Meßwerte. Abbildung 8 schließlich zeigt Regressionskurven, in denen gegebenenfalls bestehende Beziehungen zwischen den Prüfstoffkonzentrationen und den einzelnen Meßgrößen zum Ausdruck kommen. Den Kurven liegen jeweils 4 Meßpunkte zugrunde, und zwar die Werte für die 3 Wirkstoffkonzentrationen sowie der zugehörige Kontrollwert. Die experimentell gewonnenen Meßwerte sind in den Abbildungen durch die Symbole Z (= Zellzahl), V (= mittleres Zellvolumen), P (= zellulärer Proteingehalt), D (= zellulärer DNS-Gehalt) und R (= zellulärer RNS-Gehalt) gekennzeichnet; die weiteren den Kurvenverlauf bestimmenden Daten ergaben sich aus der rechnerischen Auswertung. Bei dieser Darstellungsform wurden in die Abbildungen nur die Kurven für diejenigen der 5 Parameter aufgenommen, für die signifikante Regressionen ermittelt wurden. Aus den in Abb. 8 zusammengefaßten Ergebnissen ist ersichtlich, daß die durch Phenylbutazon bedingte Hemmung der Zellvermehrung (bzw. Reduktion der Zellzahl) zunächst mit einer erheblichen Zunahme des mittleren Zellvolumens und des zellulären Proteingehaltes einhergeht. Der rechnerisch ermittelte Verlauf der Regressionskurve läßt vermuten, daß sich diese beiden Parameter mit steigender Konzentration weiter vergrößern, bei einer Konzentration von etwa 0.3 mM einen Scheitelpunkt erreichen und anschließend wieder abfallen. Der zelluläre RNS-Gehalt zeigt in seinem Kurvenverlauf eine ähnliche Tendenz; der anfängliche Anstieg ist jedoch geringer, während der Abfall im Bereich der höchsten Konzentration unter das Niveau der Kontrollwerte führt. Der zelluläre DNS-Gehalt ließ im Gegensatz zu den anderen Parametern auffälligerweise keine signifikanten Abweichungen von den Kontrollwerten erkennen.

Die bei der Untersuchung weiterer Antirheumatika gewonnenen Ergebnisse sind in der Mehrzahl der Fälle nur in Form von Regressionskurven wiedergegeben, wie sie an der Abb. 8 für Phenylbutazon als Beispiel näher erläutert worden sind. Die in dieser Form in Abb. 9 dargestellten Ergebnisse für Oxyphenbutazon lassen ein von Phenylbutazon erheblich abweichendes Wirkungsprofil erkennen. Die zytostatischen Konzentrationen lagen in einem etwas höheren Bereich (0.2 - 0.8 mM), und für die Hemmung der Zellvermehrung ergab sich eine lineare Abhängigkeit von der Konzentration. Für die drei Parameter mittleres Zellvolumen, zellulärer Protein- und RNS-Gehalt waren keine signifikanten Abweichungen von den zugehörigen Kontrollwerten nachweisbar. Lediglich für den zellulären DNS-Gehalt wurde eine zwar biphasische jedoch signifikante Abhängigkeit von der Prüfstoffkonzentration festgestellt.

Das Wirkungsbild des Natriumslicylats (Abb. 10) ähnelte insofern demjenigen des Oxyphenbutazons als für das mittlere Zellvolumen sowie den zellulären Protein- und RNS-Gehalt keine signifikante Beziehung zur Prüfstoffkonzentration beobachtet werden konnte. Dagegen zeigte der zelluläre DNS-Gehalt eine zwar leichte aber signifikante und konzentrationsabhängige Zunahme mit linearer Regression. Die Regressionskurve für die zytostatische Wirkung, die sich über einen relativ hohen Konzentrationsbereich (1 - 10 mM) erstreckte, folgte einer Regressionsgleichung 3. Grades.

Unter Salicylaminophenazon (Abb. 11) traten wiederum andere Wirkungscharakteristika zutage als bei den drei vorangehend beschriebenen Verbindungen. Der Regressionskurve für die zytostatische Wirkung lag eine Regressionsgleichung 2. Grades zugrunde. Bei den vier anderen Parametern kam es zu mehr oder weniger deutlichen Veränderungen gegenüber den Kontrollwerten, und zwar war in diesem Fall das Absinken des zellulären RNS- und DNS-Gehaltes bei gleichzeitig erhöhtem mittleren Zellvolumen besonders auffällig.

Azapropazon (Abb. 12) ließ im zytostatischen Konzentrationsbereich eine zwar geringfügige jedoch signifikante Abhängigkeit des zellulären RNS- wie auch DNS-Gehaltes von der Prüfstoffkonzentration erkennen, während das mittlere Zellvolumen und der zelluläre Proteingehalt nicht außerhalb des Normbereiches lagen.

Bei Chloroquin (Abb. 13) ging der linear konzentrationsabhängigen Hemmung der Zellvermehrung eine leichte ebenfalls lineare Zunahme des Zellvolumens parallel.
Wie für die beiden Pyrazolonderivate Phenylbutazon und Oxyphenbutazon ergab sich auch für die 3 Phenylalkylsäurederivate Alclofenac (Abb. 14), Bufexamac (Abb. 15) und Ibuprofen (Abb. 16) kein einheitliches Wirkungsbild. Dies kommt bereits in der zytostatischen Wirkungsintensität zum Ausdruck, die von Bufexamac über Ibuprofen bis zu Alclofenac abnimmt. Die Alclofenacwirkung war in erster Linie durch die der Prüfstoffkonzentration linear proportionale Zunahme des Zellvolumens und in geringerem Ausmaß auch des DNS-Gehaltes gekennzeichnet; der zelluläre Protein- und RNS-Gehalt waren dagegen nicht signifikant verändert. Im Gegensatz hierzu führte Bufexamac neben einer Zunahme des Zellvolumens einen Anstieg des Protein- und RNS-Gehaltes herbei, während der DNS-Gehalt in diesem Fall nicht signifikant von den Kontrollwerten abwich. Ibuprofen beeinflußte bei zytostatisch äquieffektiven Konzentrationen die vier übrigen Parameter gar nicht bzw. in wesentlich schwächerem Ausmaß als die beiden anderen Vertreter dieser Gruppe, und zwar waren der zelluläre RNS-Gehalt und das mittlere Zellvolumen geringgradig erhöht, der Protein- und DNS-Gehalt unverändert.
Die bei der Untersuchung der Anthranilsäurederivate Mefenamsäure (Abb. 17) und Flufenamsäure (Abb. 18) sowie des chemisch verwandten Nikotinsäurederivates Niflumminsäure (Abb. 19) erzielten Ergebnisse sind in Form von Dosis-Wirkungs-Kurven unter Angabe der absoluten Meßwerte dargestellt. Auch innerhalb dieser Gruppe war das Wirkungsbild nicht einheitlich, wenn die Unterschiede auch nicht so ausgeprägt waren wie bei den Phenylessigsäurederivaten. Die zytostatisch wirksamen Konzentrationen variierten relativ geringfügig, und zwar ließ Flufenamsäure die stärkste, Mefenamsäure die schwächste zytostatische Aktivität erkennen. Alle 3 Prüfstoffe bewirkten in den unteren bzw. mittleren Konzentrationsbereichen einen mehr oder weniger deutlichen Anstieg des zellulären Proteingehaltes, der bei weiter erhöhter Konzentration nicht mehr zunahm, sondern teilweise wieder abfiel, ohne jedoch unter das Kontrollniveau abzusinken. Ein ähnlicher, wenn auch weniger markanter Kurvenverlauf ergab sich unter Mefenamsäure und Flufenamsäure auch für den RNS-Gehalt, während unter Nifluminsäure dieser Para-

meter keine signifikante Konzentrationsabhängigkeit aufwies. Das Zellvolumen war nach Einwirkung von Mefenamsäure und Flufenamsäure geringgradig, nach Nifluminsäure deutlicher erhöht. Auch hier zeigten die Dosis-Wirkungs-Kurven in allen 3 Fällen nach Erreichen eines Maximums eine Tendenz zur Abnahme, wenn auch der Kontrollwert nie unterschritten wurde. Der DNS-Gehalt war unter Mefenamsäure linear konzentrationsabhängig erhöht, bei den beiden anderen Verbindungen nicht signifikant verändert.

Das als Vergleichsprüfstoff in die Untersuchungen einbezogene Colchicin (Abb. 20) führte innerhalb eines umschriebenen Konzentrationsbereiches (0.0001-0.0002 mM) zu einem sehr ausgeprägten Anstieg des Protein-, DNS- und RNS-Gehaltes der Zellen. Auf die Ursache dieses Phänomens ist oben bereits hingewiesen worden.

Diskussion

Die vorliegenden Untersuchungen hatten das Ziel, zur Klärung des Mechanismus potentieller zytostatischer, zytozider oder zytotoxischer Wirkungen von Antirheumatica beizutragen. Wie die Versuchsergebnisse zeigen, ließ sich an den als Versuchsobjekt verwendeten Zellsuspensionskulturen in allen Fällen als direkte Wirkung der Prüfstoffe eine konzentrationsabhängige Verminderung der Zellzahl nachweisen. Die Prüfstoffkonzentrationen waren bei diesen Untersuchungen so gewählt worden, daß rein zahlenmäßig nur eine Verminderung des Zellzuwachses verursacht wurde, d.h., die Zelldichte sank nicht unter den Ausgangswert ab. Dennoch können einem derartigen Resultat neben zytostatischen auch zytozide Wirkungen zugrundeliegen. Offenbar war dies gelegentlich auch der Fall. Darauf deutet u.a. der Befund hin, daß - insbesondere unter dem Einfluß der höheren Prüfstoffkonzentrationen - die Anzahl der morphologisch erkennbar abgestorbenen Zellen häufig erhöht war. Darüberhinaus können zytozide Effekte aber auch abgelaufen sein, ohne daß morphologisch eine erhöhte Zahl toter Zellen in der Kultur nachweisbar ist, da abgestorbene Zellen in Abhängigkeit von den jeweiligen Versuchsbedingungen mehr oder weniger rasch autolysiert werden können. Während der Inkubationszeit erfolgte Autolysevorgänge können nachträglich mit biochemischen Methoden bis zu einem gewissen Grad erfaßt werden (Karzel und Jan

1976). Eine separat zu veröffentlichende Untersuchung zeigte, daß unter dem Einfluß mancher Antirheumatica quantitativ ins Gewicht fallende Autolyseprozesse ablaufen. Aus diesen Befunden ist zu folgern, daß der Einfluß der Antirheumatica auf die Zellzahl gelegentlich nicht ausschließlich auf einen rein zytostatischen Effekt zurückgehen dürfte, sondern daß weitere Wirkungskomponenten daran beteiligt sein können. Das gleichzeitige oder aufeinanderfolgende Wirksamwerden von mehr als einer Wirkungskomponente mag eine der Ursachen für den bei manchen Prüfstoffen beobachteten nicht-linearen Verlauf der Konzentrations-Wirkungs-Kurve für die Zellvermehrung dartsellen. Eine mögliche Beteiligung von mehr als einer Wirkungskomponente läßt sich in manchen Fällen auch auf Grund des Verlaufes der Konzentrations-Wirkungs-Kurven für andere erfaßte Parameter vermuten. Mehr oder weniger typisch ist dies bei Phenylbutazon, Bufexamac und Mefenamsäure erkennbar, wo die Werte für das mittlere Zellvolumen und/oder den Protein- oder RNS-Gehalt zunächst mit der Prüfstoffkonzentration ansteigen, um anschließend bei weiterer Konzentrationserhöhung wieder abzufallen. In der Nicht-Linearität oder der nur auf einen umschriebenen Konzentrationsbereich beschränkten Linearität der Konzentrations-Wirkungs-Kurven dieser Prüfstoffe bzw. in der Umkehr des Kurvenverlaufes dürfte zum Ausdruck kommen, daß die im Rahmen des Vermehrungsstoffwechsels ablaufenden Synthesevorgänge bei bereits gehemmter Zellvermehrung quantitativ zunächst nicht wesentlich reduziert sind; erst im höheren zytostatischen Konzentrationsbereich tritt eine quantitativ erkennbare Hemmung anaboler oder/und eine Aktivierung kataboler Vorgänge auf.

Die in den vorliegenden Untersuchungen beobachteten erheblichen Differenzen im Wirkungsbild der Antirheumatica sprechen dafür, daß der zytostatischen Wirkung dieser Stoffe offenbar kein einheitlicher Wirkungsmechanismus zugrundeliegt. Unterschiede im Wirkungsbild wurden aber nicht nur bei Antirheumatica mit chemisch differenter Grundstruktur, sondern auch bei chemisch nahe verwandten Verbindungen, wie z.B. den Pyrazolonderivaten Phenylbutazon und Oxyphenbutazon oder den Phenylessigsäurederivaten Alclofenac, Bufexamac und Ibuprofen beobachtet.

Einige mögliche Wirkungsmechanismen sollen am Beispiel einzelner Antirheumatica zur Diskussion gestellt werden. So läßt das durch Phenylbutazon herbeigeführte Wirkungsprofil vermuten, daß im unteren zytostatischen Konzentrationsbereich die Proteinsynthese quantitativ unbeeinträchtigt abläuft. Da der DNS-Gehalt nicht parallel mit dem Proteingehalt ansteigt, könnte man auf einen Eingriff in die Vorgänge der DNS-Synthese und im höheren Konzentrationsbereich auch der RNS-Synthese als Ursache der zytostatischen Wirkung schließen. Dies führt offenbar zu einer Verzögerung oder zu einer vor Beginn der Mitose erfolgenden Blockade des Zellgenerationszyklus. Unter zytostatischen Oxyphenbutazonkonzentrationen laufen die Synthese- und Zellteilungsvorgänge dagegen wahrscheinlich zeitlich koordiniert möglicherweise aber mit Verzögerung oder auf einem niedrigeren Funktionsniveau als bei den Kontrollen ab. Denkbar wäre in diesem Fall auch ein normaler oder leicht verzögerter Ablauf der Synthese- und Zellteilungsvorgänge in Kombination mit einem ausgeprägten zytoziden Effekt.

Auch Natriumsalicylat führte mit Ausnahme eines leichten Anstieges des DNS-Gehaltes zu keiner deutlichen Veränderung der biochemischen Zellparameter, so daß die zytostatische Wirkung auch hier durch die Beeinträchtigung einer anderen, nicht erfaßten Zellfunktion bedingt sein dürfte.

Der durch Salicylaminophenazon bewirkte Abfall des DNS- und RNS-Gehaltes bei gleichzeitig erhöhtem Zellvolumen und Proteingehalt deutet auf eine Hemmung der Nukleinsäurensynthese als Ursache der zytostatischen Wirkung.

Abschließend sei auf das als Vergleichsprüfstoff herangezogene Colchicin eingegangen, bei dem im zytostatischen Konzentrationsbereich die Syntheseprozesse offenbar normal ablaufen und zu teilungsbereiten Zellen führen; da die Mitose jedoch nicht zum Abschluß gelangen kann, resultieren großvolumige Zellen mit stark erhöhtem Protein-, DNS- und RNS-Gehalt.

Um einen direkten Vergleich der einzelnen Prüfstoffe zu erleichtern, sind in Tabelle III Teilergebnisse der regressions- bzw. korrelationsanalytischen Auswertung der Resultate, die mit den 13 in die Untersuchungen einbezogenen antirheumatisch bzw. antarthrotisch wirksamen Pharmaka erzielt wurden, nebeneinandergestellt. Die Symbole der Tabelle geben Hinweise auf eine ggbf. bestehende signifikante Korrelation zwischen Konzentration und Wirkung sowie auf die Größe des Korrelationskoeffizienten.

## Zusammenfassung

Ausgehend von der Arbeitshypothese, daß an den therapeutischen ebenso wie an den unerwünschten Wirkungskomponenten der Antirheumatika zytostatische und zytozide Effekte beteiligt sein könnten, wurde am Modell in vitro in Suspensionsform züchtbarer Ehrlich-Ascitestumorzellen der Einfluß von Natriumsalicylat, Salicylaminophenazon, Phenylbutazon, Oxyphenbutazon, Chloroquin, Mefenamsäure, Flufenamsäure, Nifluminsäure, Azapropazon, Alclofenac, Bufexamac, Ibuprofen, Benzydamin und Colchicin auf die Zellvermehrung und den Vermehrungsstoffwechsel untersucht. Folgende Parameter wurden ermittelt: zytostatische ID 50, mittleres Zellvolumen, Zellvolumenverteilung, zellulärer Protein-, Desoxyribonukleinsäure- und Ribonukleinsäuregehalt. Ein Vergleich der regressions- und korrelationsanalytisch ausgewerteten Ergebnisse läßt den Schluß zu, daß der zytostatischen Wirkung der geprüften Antirheumatika kein einheitlicher zellulärer Mechanismus zugrundeliegen dürfte.

## Literatur

Ceriotti, G.: A microchemical determination of deoxyribonucleic acid. J. Biol. Chem. 198, 297-303 (1952)

Coulter, W.H.: High speed automatic blood cell counter and cell size analysator. Nat. Electron. Conf., Chicago, Ill. (1956)

Hack, G. und Karzel, K.: Einfluß einiger Antiphlogistika auf das Zellvolumen und die Volumenverteilung in vitro wachsender Ehrlich-Ascitestumorzellen. Arzneim.-Forsch. (Drug Res.) 24, 737-742 (1974)

I-San Lin, R. and Schjeide, O.A.: Microestimation of RNA by the cupric ion-catalyzed orcinol reaction. Anal. Biochem. 27, 473-483 (1969)

Karzel, K.: Über einen in vitro in Suspension wachsenden permanenten Stamm von Ehrlich-Ascitestumorzellen. Med. Pharmacol. exp. 12, 137-144 (1965)

Karzel, K.: Der Einfluß von Antiphlogistika auf Lebens- und Vermehrungsfähigkeit normaler und neoplastischer Zellen in vitro. Arch. int. Pharmacodyn. 169, 70-82 (1967)

Karzel, K., Aulepp, H. and Hack, G.: Effects of recently developed antiphlogistic drugs on viability, reduplication, mean volume and volume distribution of mammalian cells cultured in vitro. Pharmacology 10, 272-290 (1973)

Karzel, K. und Hack, G.: Zellvolumen und Volumenverteilung bei einem permanent in vitro in Suspensionsform wachsenden Stamm von Ehrlich-Ascitestumorzellen. Arzneim.-Forsch. (Drug Res.) 22, 1793-1797 (1972)

Karzel, K. und Jan, M.Y.: Unveröffentlichte Versuche (1976)

Karzel, K. und Peters, R.: Unveröffentlichte Versuche (1976)

Karzel, K. und Schmid, I.: Über einige biologische Eigenschaften eines permanent in vitro wachsenden Stammes von Ehrlich-Ascitestumorzellen. Arzneim.-Forsch. (Drug Res.) 18, 1500-1504 (1968)

Litchfield, J.T.Jr. and Wilcoxon, F.: A simplified method of evaluating dose-effect experiments. J. Pharmacol. exp. Ther. 96, 99-113 (1949)

Anhang

a) Tabellen

Tabelle I: Zytostatische ID 50 einiger Antirheumatika und Neigungsfunktionen der zugehörigen Dosis-Wirkungs-Geraden (mit Vertrauensgrenzen für p = 0.05). Suspensionskulturen von Ehrlich-Ascitestumorzellen; Inkubationszeit: 24 h.

| Pharmakon | ID 50 in mM | Neigungsfunktion |
|---|---|---|
| Phenylbutazon | 0.11 (0.05-0.25) | 4.01 (1.18-13.63) |
| Oxyphenbutazon | 0.40 (0.21-0.76) | 1.90 (1.11-3.27) |
| Natriumsalicylat | 4.62 (2.10-10.16) | 3,12 (1.12-8.75) |
| Salicylaminophenazon | 2.41 (1.32-4.41) | 3.31 (0.97-11.25) |
| Chloroquin | 0.020 (0.010-0.040) | 2.58 (0.66-10.07) |
| Mefenamsäure | 0.19 (0.12-0.30) | 3.14 (1.10-8.94) |
| Flufenamsäure | 0.079 (0.045-0.140) | 2.30 (1.12-4.74) |
| Nifluminsäure | 0.134 (0.090-0.200) | 2.56 (1.02-6.40) |
| Azapropazon | 2.15 (1.13-4.09) | 2.54 (0.98-6.55) |
| Alclofenac | 4.10 (2.05-8.20) | 4.21 (1.50-11.79) |
| Bufexamac | 0.076 (0.049-0.120) | 2.63 (1.10-6.31) |
| Ibuprofen | 0.98 (0.62-1.55) | 2.12 (1.06-4.24) |
| Benzydamin | 0.012 (0.007-0.020) | 2.00 (0.50-8.00) |

Tabelle II: Einfluß von Phenylbutazon auf die Zellvermehrung, das mittlere Zellvolumen, den Eiweiß-, DNS- und RNS-Gehalt in vitro gezüchteter Ehrlich-Ascitestumorzellen; Inkubation: 24 h. ($\bar{x} \pm s_{\bar{x}}$; n = 12; r = Korrelationskoeffizient; mB = mehrfaches Bestimmtheitsmaß)

| | Zellen pro ml | Zellvol. in $\mu m^3$ | Eiweiß $\mu g/ 10^5$ Zellen | DNS $\mu g/ 10^5$ Z. | RNS $\mu g/ 10^5$ Z. |
|---|---|---|---|---|---|
| Ausgangswert | 201850 ±1183 | 2293.30 ±59.90 | 34.22 ±2.64 | 3.73 ±0.05 | 4.08 ±0.19 |
| Kontrolle | 588675 ±18096 | 2328.10 ±65.87 | 42.50 ±1.57 | 3.12 ±0.09 | 4.73 ±0.14 |
| Phenylbutazon 0.05 mM | 502583 ±16136 | 2787.50 ±57.74 | 48.65 ±2.14 | 3.13 ±0.09 | 4.87 ±0.13 |
| Phenylbutazon 0.1 mM | 392933 ± 8214 | 3354.40 ±59.61 | 58.60 ±2.46 | 3.23 ±0.08 | 5.20 ±0.13 |
| Phenylbutazon 0.5 mM | 273017 ± 5971 | 3223.40 ±49.70 | 53.60 ±1.96 | 3.25 ±0.08 | 3.92 ±0.13 |
| r | 0.9364 | 0.9114 | 0.6754 | n.s. | 0.7164 |
| mB | 0.8769 | 0.8306 | 0.4562 | | 0.5133 |
| p | <0.001 | <0.001 | <0.001 | | <0.005 |

Tab. III: Einfluß antirheumatisch aktiver Pharmaka auf die Zellvermehrung, den Eiweiß-, DNS- und RNS-Gehalt sowie das mittlere Volumen in vitro gezüchteter Ehrlich-Ascitestumorzellen; Ergebnisse der regressions- bzw. korrelationsanalytischen Auswertung der erzielten Resultate.

+++ : $r = 0.8 - 0.99$;  ++ : $r = 0.6 - 0.79$;  + : $r = 0.4 - 0.59$;  − : $r$ = nicht signifikant.

| Pharmakon | Zell-zahl | Zell-volumen | Eiweiß-gehalt | DNS-geh. | RNS-geh. |
|---|---|---|---|---|---|
| Phenylbutazon 0.0; 0.05-0.5 mM | +++ | +++ | ++ | − | ++ |
| Oxyphenbutazon 0.0; 0.2-0.8 mM | +++ | − | − | ++ | − |
| Natriumsalicylat 0.0; 1.0-10 mM | +++ | − | − | + | − |
| Salicylaminophenazon 0.0; 1.0-4.0 mM | +++ | ++ | + | + | + |
| Azapropazon 0.0; 0.5-2.0 mM | +++ | − | − | ++ | + |
| Chloroquin 0.0; 0.05-0.2 mM | ++ | ++ | + | − | − |
| Ibuprofen 0.0; 0.4-1.5 mM | +++ | ++ | − | − | ++ |
| Bufexamac 0.0; 0.04-0.20 mM | +++ | +++ | ++ | − | ++ |
| Alclofenac 0.0; 0.50-8.0 mM | +++ | +++ | − | + | − |
| Mefenamsäure 0.0; 0.05-0.8 mM | +++ | ++ | + | ++ | ++ |
| Flufenamsäure 0.0; 0.05-0.20 mM | +++ | ++ | ++ | − | ++ |
| Nifluminsäure 0.0; 0.08-0.24 mM | +++ | +++ | + | − | − |
| Colchicin 0.0; 0.00002-0.0002 mM | +++ | +++ | +++ | +++ | +++ |

b) Abbildungen

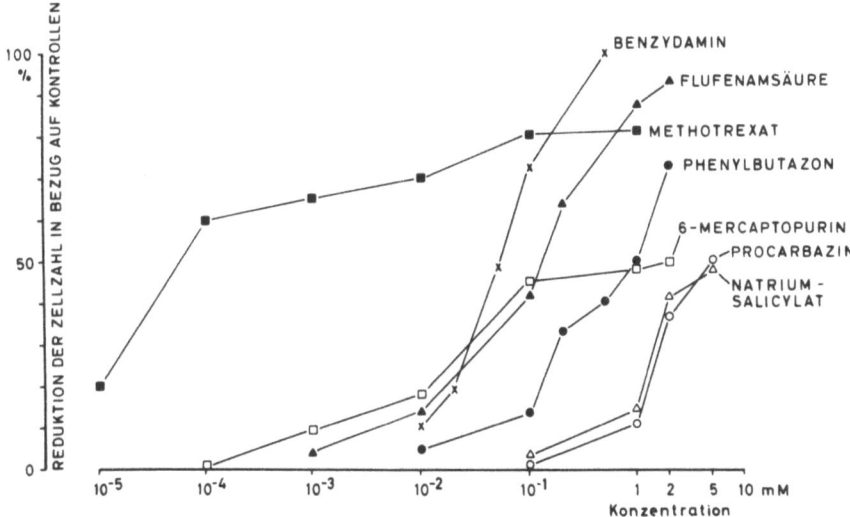

**Abb. 1:** Einfluß einiger Antirheumatika und einiger Zytostatika auf die Lebens- und Vermehrungsfähigkeit in vitro gezüchteter Ehrlich-Ascitestumorzellen (EAT-Zellen); Inkubation: 24 h.

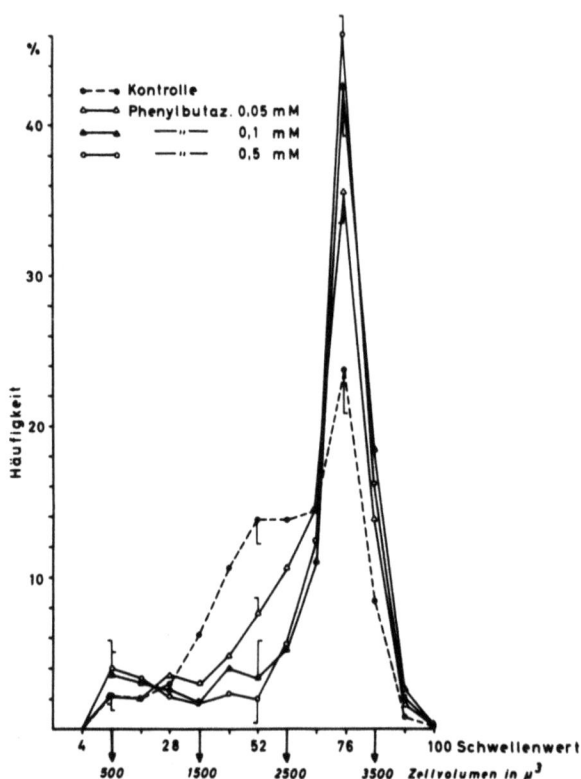

Abb. 2: Einfluß von Phenylbutazon (O.05-O5 mM) auf die Volumenverteilung in vitro gezüchteter EAT-Zellen; Inkubationszeit: 24 h; Streuungsmaß: ± 2 $S_{\bar{x}}$.

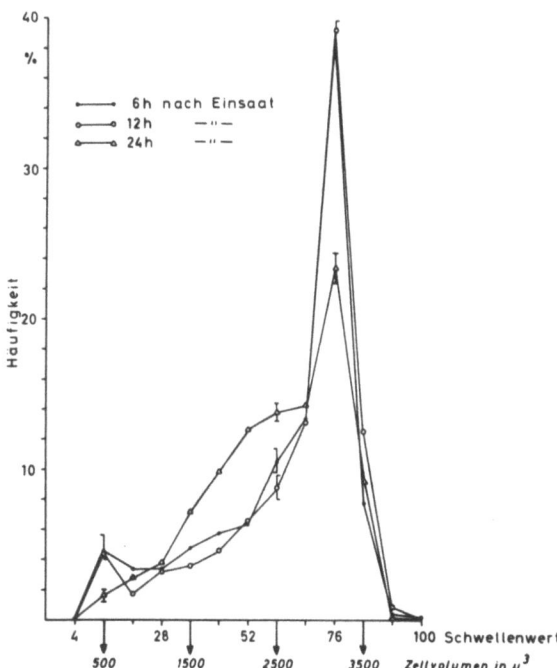

Abb. 3: Änderungen der Volumenverteilung von EAT-Zellen in vitro in Abhängigkeit von der Inkubationszeit (Streuungsmaß: ± 2 $S_{\bar{x}}$).

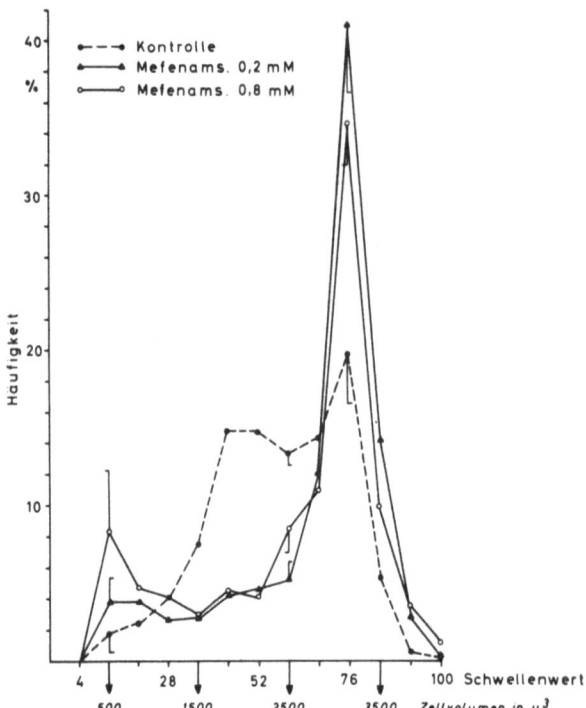

Abb. 4: Einfluß von Mefenamsäure (0.2-0.8 mM) auf die Volumenverteilung in vitro gezüchteter EAT-Zellen; Inkubationszeit: 24 h; Streuungsmaß: ± 2 $S_{\bar{x}}$.

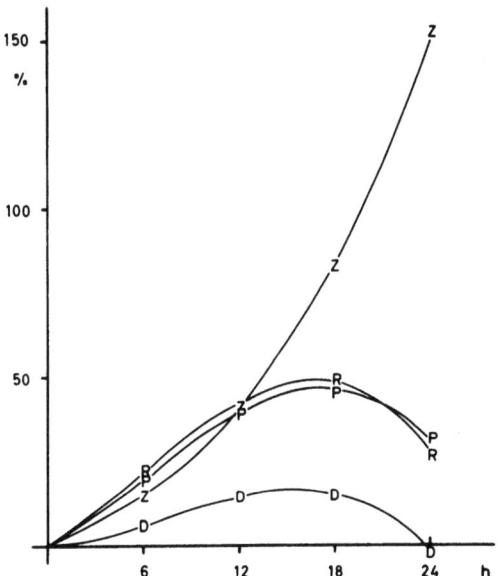

Abb. 5: Veränderungen des zellulären Protein (P)-, DNS (D)- und RNS (R)-Gehaltes in vitro gezüchteter EAT-Zellen in Abhängigkeit von der Inkubationszeit (Abszisse) und in Relation zur Zellzahl (Z).

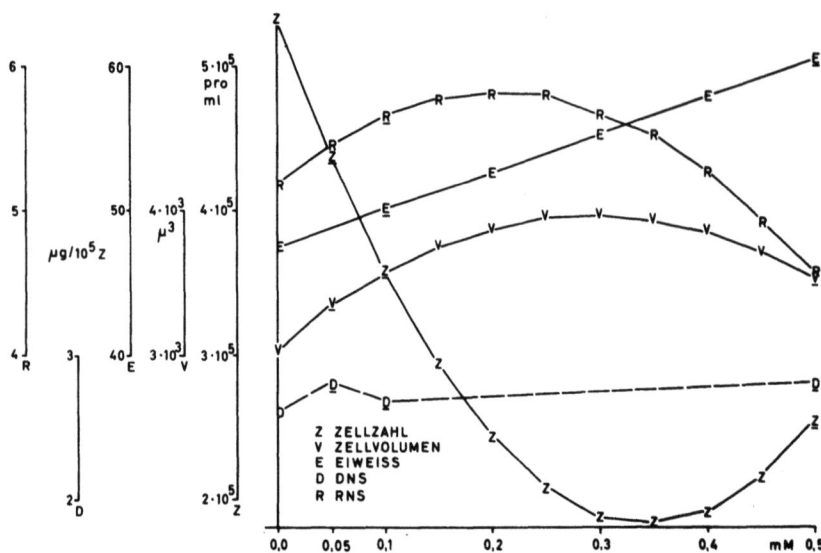

Abb. 6: Einfluß von Phenylbutazon (0.05-0.5 mM) auf die Vermehrung (Z) und das mittlere Volumen (V) sowie den Eiweiß (E)-, DNS (D)- und RNS (R)-Gehalt in vitro gezüchteter EAT-Zellen, dargestellt in Form von Konzentrations-Wirkungs-Kurven unter Angabe der absoluten Meßwerte (Ordinate: Wirkung; Abszisse: Prüfstoffkonzentration).

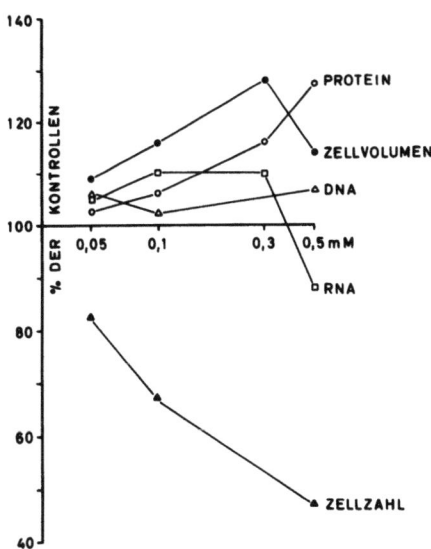

Abb. 7: Einfluß von Phenylbutazon (0.05-0.5 mM) auf die Vermehrung, das mittlere Volumen, den Protein-, DNA- und RNA-Gehalt in vitro gezüchteter EAT-Zellen unter Angabe der auf die Kontrollen bezogenen prozentualen Veränderungen.

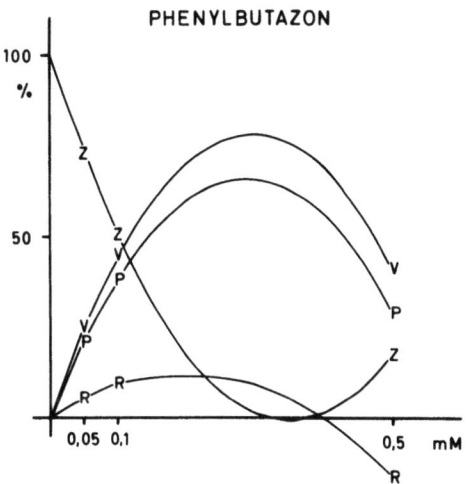

Abb. 8: Einfluß von Phenylbutazon (0.05-0.5 mM) auf die Zellzahl (Z), das mittlere Volumen (V), den Protein (P)-, DNS (D)- und RNS (R)-Gehalt in vitro gezüchteter Ehrlich-Ascitestumorzellen, dargestellt in Form von Regressionskurven (Ordinate: Wirkung in Prozent der Kontrollen; Abszisse: Konzentration).

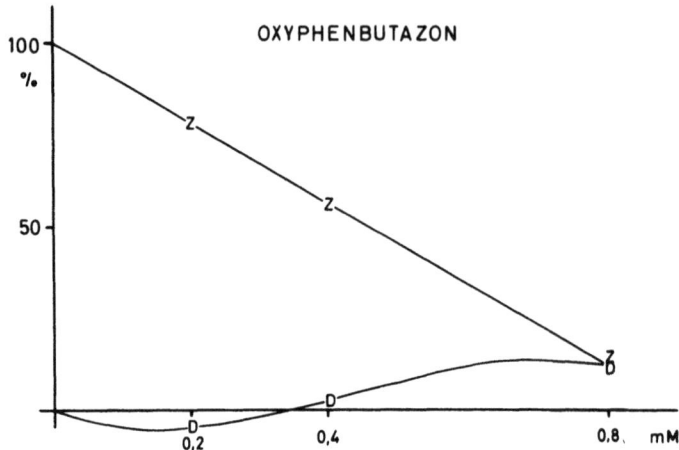

Abb. 9: Regressionskurven für Oxyphenbutazon (Einzelheiten s. Text und Legende zu Abb. 8).

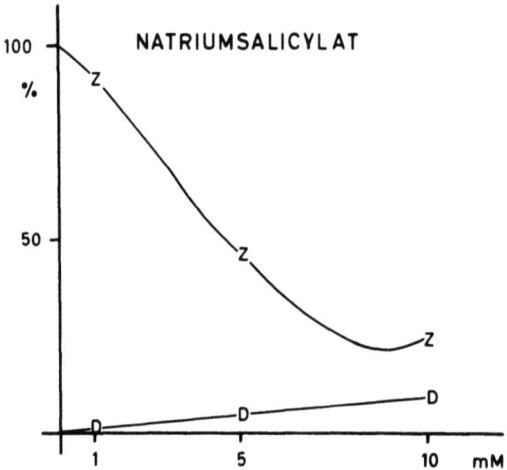

Abb. 10: Regressionskurven für Natriumsalicylat (Einzelheiten s. Text und Legende zu Abb. 8).

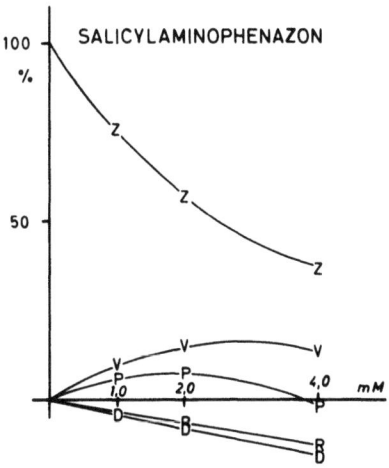

Abb. 11: Regressionskurven für Salicylaminophenazon (Einzelheiten s. Text und Legende zu Abb. 8).

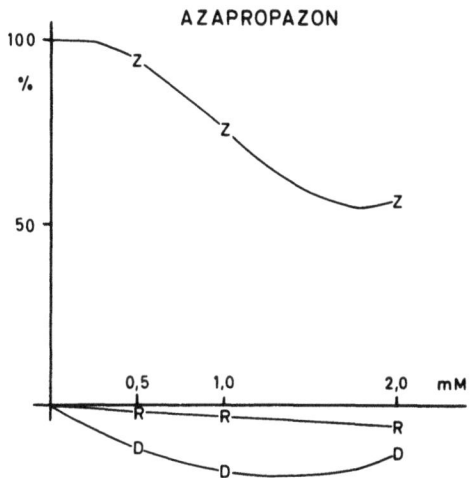

Abb. 12: Regressionskurven für Azapropazon (Einzelheiten s. Text und Legende zu Abb. 8).

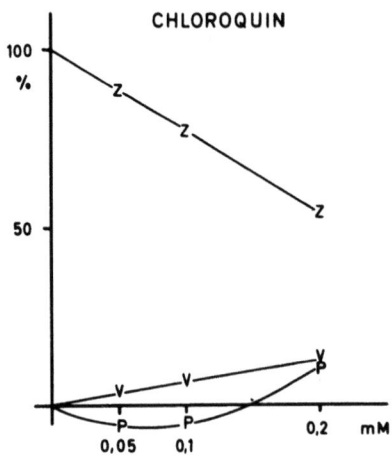

Abb. 13: Regressionskurven für Chloroquin (Einzelheiten s. Text und Legende zu Abb. 8).

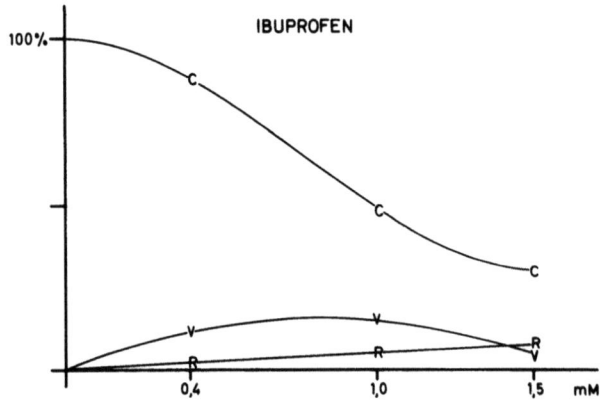

Abb. 14: Regressionskurven für Ibuprofen (Einzelheiten s. Text und Legende zu Abb. 8).

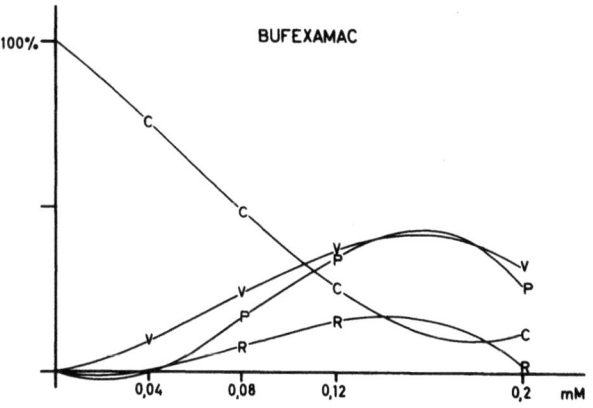

Abb. 15: Regressionskurven für Bufexamac (Einzelheiten s. Text und Legende zu Abb. 8).

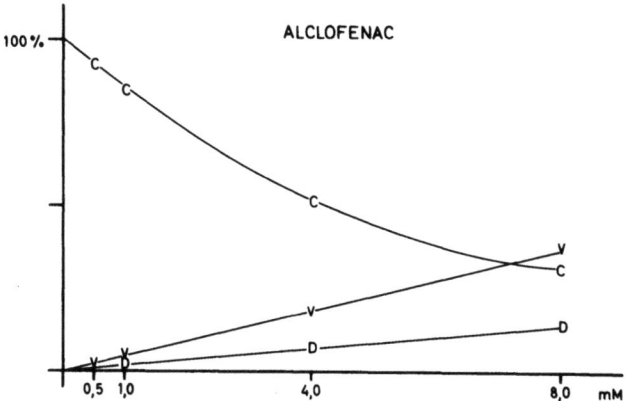

Abb. 16: Regressionskurven für Alclofenac (Einzelheiten s. Text und Legende zu Abb. 8).

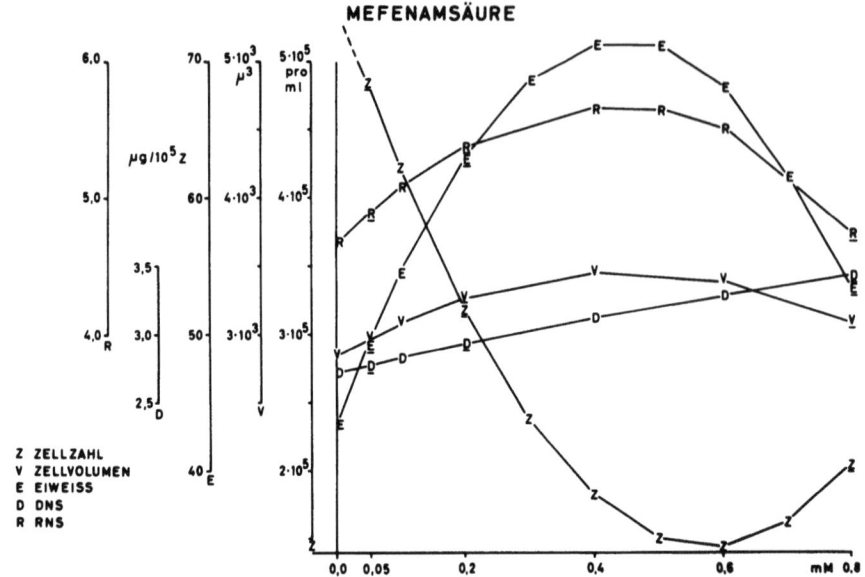

Abb. 17: Konzentrations-Wirkungs-Kurven (Absolutwerte) der Mefenamsäure (Einzelheiten s. Text und Legende zu Abb. 6).

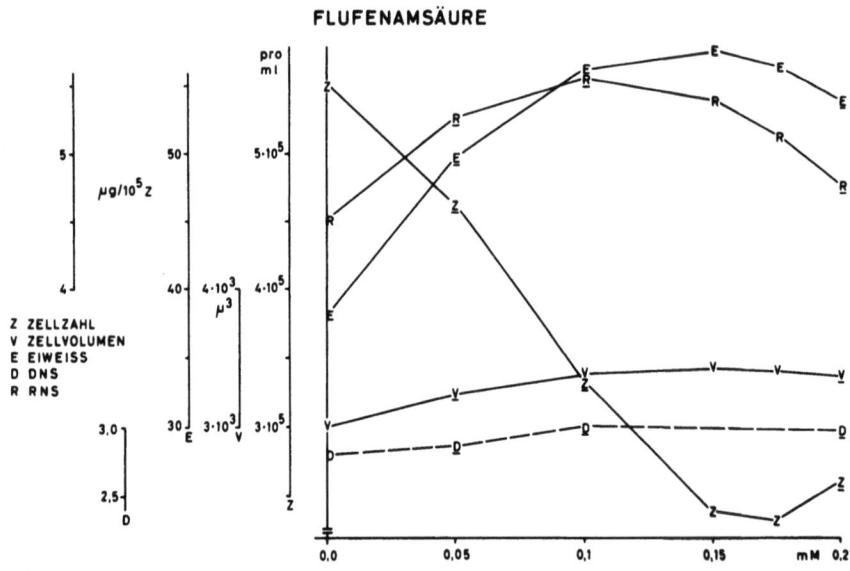

Abb. 18: Konzentrations-Wirkungs-Kurven (Absolutwerte) der Flufenamsäure (Einzelheiten s. Text und Legende zu Abb. 6).

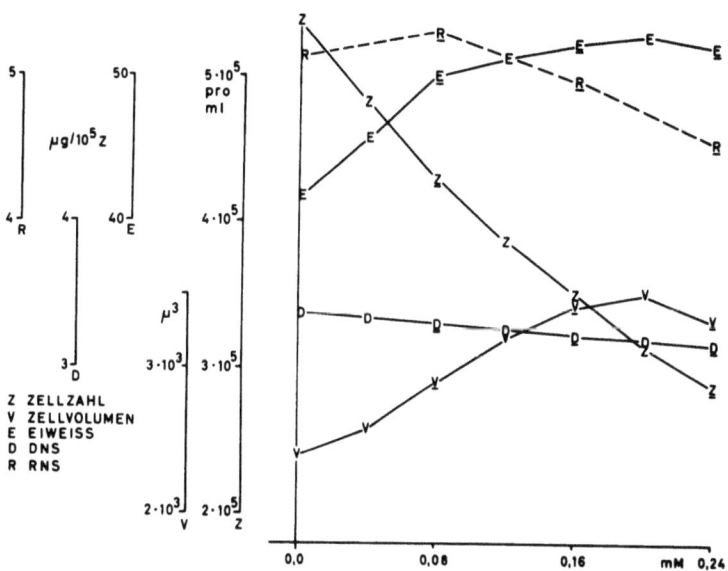

Abb. 19: Konzentrations-Wirkungs-Kurven (Absolutwerte) der Nifluminsäure (Einzelheiten s. Text und Legende zu Abb. 6).

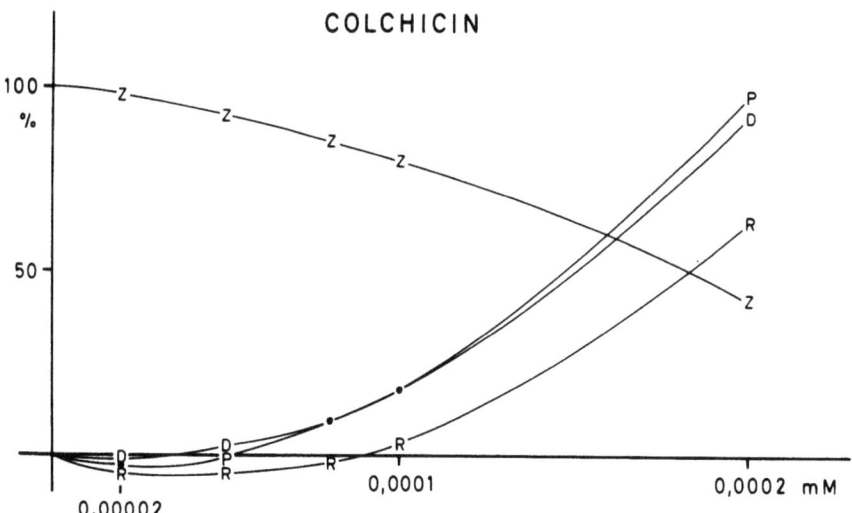

Abb. 20: Regressionskurven für Colchicin (Einzelheiten s. Text und Legende zu Abb. 8).

**Teil 2:**
**Pharmakaeinflüsse auf das Wachstum und den Glykosaminoglykanstoffwechsel von Fibroblastenmonolayerkulturen**

Einleitung

Die entzündlichen und degenerativen Erkrankungen des rheumatischen Formenkreises ziehen die Strukturelemente und Funktionen des Mesenchyms in Mitleidenschaft. In diesem Zusammenhang kommt u.a. den Fibroblasten als zellulären Strukturelementen und dem Glykosaminoglykanstoffwechsel (GAG-Stoffwechsel) als wichtiger Funktion der Fibroblasten wesentliche Bedeutung zu. Es ist bekannt, daß Antiphlogistika den GAG-Stoffwechsel hemmend (Karzel, 1966; Kalbhen et al., 1967; Karzel und Domenjoz, 1968, 1969; Kalbhen et al., 1970) manche Antarthrotika dagegen stimulierend (Karzel und Domenjoz, 1963, 1971; Kalbhen et al., 1966; Karzel et al., 1971) beeinflussen können.
Ziel der vorliegenden Untersuchungen war es, zur Klärung der zellulären Regulation des GAG-Stoffwechsels und des Mechanismus der Wirkung von Pharmaka auf den GAG-Stoffwechsel beizutragen. Als Versuchsobjekt schienen uns aus embryonalem Material angelegte Kulturen von Fibroblasten besonders geeignet zu sein, weil diese Zellen auch unter in-vitro-Bedingungen GAG synthetisieren und sezernieren und weil andrerseits Kulturen von Zellen oder Geweben in vitro ein Modell darstellen, an dem der direkte Einfluß von Pharmaka auf ein Zielorgan unter weitgehendem Ausschluß modifizierender Faktoren seitens eines übergeordneten Organismus untersucht werden kann. Da sich aus vorangegangenen Arbeiten sowie aus Angaben in der Literatur (Goggins et al., 1972) Hinweise auf eine Beteiligung des Adenylzyklasesystems an der Regulation der GAG-Synthese ergeben hatten, sollte insbesondere nach möglicherweise bestehenden Beziehungen zwischen GAG- und cAMP-Stoffwechsel gefahndet werden. Es wurden daher potentielle Pharmakaeinflüsse auf die Lebens- und Vermehrungsfähigkeit der Fibroblasten erfaßt und als biochemische Kenngrößen die Menge der von den Zellen sezernierten GAG sowie der zelluläre Gehalt an zyklischem Adenosinmonophosphat (cAMP) bestimmt.

Methoden und Material

Als Ausgangsmaterial zur Anlage von Fibroblastenkulturen dienten die Wirbelsäulen von Mäuseembryonen, die am 17. - 18. Tag der Tragzeit den aus der institutseigenen Koloniezucht entstammenden NMRI-Mäusen entnommen wurden. Nach mechanischer und enzymatischer Zerlegung der isolierten Wirbelsäulen in Einzelzellen wurde die so erhaltene Zellsuspension im Nährmedium nach Eagle (modifiziert) mit einem Zusatz von 10% Pferdeserum aufgeschwemmt und in Kolleflaschen bei $37^o$ C als Primärkultur inkubiert. Nach 48 - 72 Stunden wurden Subkulturen angelegt, indem die in den Kolleflaschen ausgewachsenen Zellen enzymatisch von der Gefäßwand abgelöst, gewaschen, in frischem Nährmedium aufgeschwemmt, auf eine Einsaatdichte von $2x10^5$ Zellen/ml eingestellt, in Rollröhrchen übertragen und bei $37^o$ C im geschlossenen System inkubiert wurden. (Ausführlichere Angaben zur Technik der Zellzüchtung bei: Padberg, 1974). Sofern nicht anders vermerkt wurde das Kulturmedium der Sekundärkulturen nach 44-stündiger Inkubation - ggbf. unter gleichzeitigem Zusatz der Prüfstoffe - erneuert. Nach vorgegebenen Inkubationszeiten wurde das Kulturmedium abgegossen, und die in das Medium sezernierten GAG wurden turbidimetrisch mit einer Modifikation des Verfahrens von Teyssié et al. (1960) bestimmt. Um Veränderungen in der GAG-Produktion bzw. -Sekretion erfassen zu können, war aus biologischen und methodischen Gründen eine Mindestinkubationszeit von 24 Stunden erforderlich. Zur Ermittlung des Wachstumsverhaltens der Kulturen wurden die Zellen enzymatisch von der Gefäßwand gelöst und vereinzelt; jeweils ein Aliquot dieser Zellaufschwemmung wurde der elektronischen Zellzählung (nach Coulter 1956) sowie der mikroskopischen Kontrolle zugeführt. Ein weiteres Aliquot wurde zur Bestimmung des intrazellulären cAMP-Gehaltes verwendet. Die cAMP-Bestimmung erfolgte mit der Proteinbindungsmethode nach Gilman (1970), und zwar in der Regel bei Kulturen, die 5 - 20 min unter der Einwirkung der Prüfstoffe gestanden hatten (weitere Einzelheiten zur Technik der cAMP-Bestimmung s. Schönhöfer et al. 1974; Padberg 1974).
Außer den Kulturmediumgrundstoffen wurden folgende Pharmaka bzw. Reagenzien verwendet: $N^6,O^2$-Dibutyryl-cyclo-3',5'-adenosinmonophosphat (Boehringer, Mannheim); $^3$H-Cyclo-3',5'-adenosinmonophosphat (24.1 Ci/mM) (New England Nuclear);

Prostaglandin $E_1$ (freundlicherweise zur Verfügung gestellt
von Dr. John E. Pike, Upjohn Co., Kalamazoo); D-(-)-Noradrenalin (Fluka, Buchs); Theophyllin, Histamin, Serotoninkreatininsulfat, Prednisolon (Merck, Darmstadt); IsoprenalinHCl
(Schuchardt, München); Benzydamin·HCl (Kali-Chemie, Hannover);
Bradykinin (freundlicherweise zur Verfügung gestellt von Sandoz, Basel); Östradiol (Serva, Heidelberg); Hyaluronsäure-K-Salz, Trypsin, Dowex 50 WX 4, 200-400 mesh (Serva, Heidelberg).

Ergebnisse

Bei der Prüfung einer Reihe physiologischer Mediatoren und
verwandter Stoffe zeigte sich, daß Noradrenalin (bis $10^{-3}$ mM),
Isoproterenol ($10^{-3}$ mM), Histamin ($10^{-3} - 10^{-2}$ mM), Serotonin
($10^{-2}$ mM) unter den vorgegebenen Bedingungen keinen statistisch signifikanten Einfluß auf die GAG-Produktion der Fibroblasten und ihren cAMP-Gehalt ausüben (zahlenmäßige Wiedergabe der Resultate s. Schönhöfer et al., 1974).
Das synthetische Bradykinin BRS 640 (0.1 - 1.0 µg/ml) führte
bei 10-minütiger Einwirkung auf die Kulturen zu einem erheblichen konzentrationsabhängigen Anstieg des zellulären cAMP-Spiegels. Der nach 24-stündiger Inkubation bestimmte GAG-Gehalt des Mediums war gleichfalls deutlich erhöht (Tab. I).
Allerdings führte der in den Bradykinin-Ampullen enthaltene
Lösungsvermittler zu einer Hemmung der GAG-Sekretion, wie aus
den Werten für die mit dem Lösungsvermittler inkubierten aber
anderweitig unbehandelten Kulturen hervorgeht; daher müssen
in diesem Fall die dem Einfluß des Lösungsvermittlers ausgesetzten Kulturen als Kontrollen herangezogen werden.
Auch 17-ß-Östradiol führte in einem umschriebenen Konzentrationsbereich zu einem ausgeprägten konzentrationsabhängigen
Anstieg sowohl der zellulären cAMP-Werte als auch der GAG-Sekretion in das Nährmedium. Der Maximalwert beider Meßgrößen wurde unter einer Östradiolkonzentration von 0.5 µg/ml
erreicht; bei Erhöhung der Konzentration auf 1.0 µg/ml sanken beide Werte wieder ab, lagen aber noch deutlich über den
Kontrollwerten (Tab. II).
In diesem Zusammenhang interessierte die Frage, ob die durch
bestimmte Pharmaka (z.B. Östradiol, Bradykinin) verursachte
erhöhte GAG-Sekretion mit dem unter dem Einfluß der gleichen

Stoffe beobachteten vorausgehenden Anstieg des zellulären cAMP-Gehaltes in direktem Zusammenhang steht. Zunächst war daher zu prüfen, ob cAMP selbst einen Einfluß auf die GAG-Sekretion ausübt. Um zur Klärung dieser Frage beizutragen, wurden Fibroblastenkulturen mit cAMP in Form seines membrangängigen Dibutylderivates $N^6,O^2$-Dibutyryl-cyclo-3',5'-adenosinmonophosphat (Db-cAMP) behandelt. Im Konzentrationsbereich zwischen $5\times10^{-4}$ und $5\times10^{-3}$ M trat eine konzentrationsabhängige Zunahme der GAG-Sekretion auf (Abb. 1). In diesem Fall war eine Mindesteinwirkungszeit von 2 Stunden erforderlich, um eine Zunahme der während der anschließenden 24 Stunden erfolgenden GAG-Produktion herbeizuführen. Eine Verlängerung der Db-cAMP-Einwirkung auf die gesamte Versuchsphase von 24 Stunden brachte dagegen keine eindeutige zusätzliche Wirkungsverstärkung zustande. Bei zweistündiger Einwirkung von Db-cAMP auf die Kulturen war im Konzentrationsbereich bis $5\times10^{-3}$ M kein eindeutiger Einfluß auf die Zellvermehrung nachweisbar. Eine 24-stündige Inkubation mit Db-cAMP war dagegen mit einem zytostatischen bzw. zytoziden Effekt verbunden, der im Bereich zwischen $10^{-5}$ und $5\times10^{-3}$ M konzentrationsabhängig war (Abb. 2 und Tab. III; weitere Einzelergebnisse bei Padberg 1974).

Da den Prostaglandinen eine Mediatorfunktion bei entzündlichen Prozessen zugeschrieben wird, wurde in einer weiteren Versuchsserie dem Einfluß von $PGE_1$ auf Fibroblastenkulturen nachgegangen. $PGE_1$ bewirkte bei Inkubationszeiten von 5 - 20 min einen konzentrationsabhängigen (Bereich 1 - 50 µg/ml) Anstieg des zellulären cAMP-Gehaltes mit Gipfeln der Zeit-Wirkungs-Kurven bei 10 min (Abb. 3). Der Beziehung zwischen Logarithmus der $PGE_1$-Konzentration und zellulärem cAMP-Gehalt liegt eine lineare Regression zugrunde ($r=0.97$; $p<0.001$) (Abb. 4; weitere Einzeldaten bei Padberg, 1974). Bei längerdauernder (24 h) Einwirkung im Konzentrationsbereich von 0.1 bis 10 µg/ml ist kein $PGE_1$-Einfluß auf den cAMP-Gehalt mehr nachweisbar. $PGE_1$-Dauereinwirkung führte in diesem Konzentrationsbereich keine Veränderung der Zellzahl herbei; höhere $PGE_1$-Konzentrationen ließen dagegen unter dieser Voraussetzung zytostatische bzw. zytozide Effekte erkennen (Daten s. Padberg, 1974; Peters et al., 1974).

Die während 24 Stunden erfolgende GAG-Produktion der Zellen war unter dem Einfluß von $PGE_1$ (1 - 50 µg/ml) signifikant erhöht (Tab. IV), und zwar genügte eine Einwirkungszeit von nur 10 min, um diesen Effekt zu erzielen. Eine Verlängerung der Einwirkungszeit auf die gesamte Versuchsphase von 24 Stunden verursachte keine eindeutige Wirkungsverstärkung. Das Wirkungsmaximum wurde bei einer $PGE_1$-Konzentration von 5 µg/ml erreicht; bei einer Erhöhung über diesen Wert hinaus fiel die GAG-Produktionsrate wieder ab, jedoch nicht unter den Kontrollwert (Abb. 5).

In Parallelversuchen konnte wahrscheinlich gemacht werden, daß zwischen dem Einfluß von $PGE_1$ auf den zellulären cAMP-Gehalt einerseits und auf die GAG-Sekretion andrerseits ein gewisser Zusammenhang besteht (Abb. 6). Während sich jedoch für die Zunahme des zellulären cAMP-Gehaltes über den gesamten untersuchten $PGE_1$-Bereich von 1 - 50 µg/ml eine Konzentrationsabhängigkeit ergab, war das Wirkungsmaximum der GAG-Sekretion bereits bei einer Konzentration von 5 µg/ml erreicht. Dieser Befund deutet darauf hin, daß keine maximale Stimulation des Adenylzyklasesystems erforderlich ist, um den maximal möglichen Einfluß auf die GAG-Sekretion zu erreichen.

In weiteren Versuchen wurde der Einfluß antiphlogistisch wirksamer Pharmaka auf das Adenylzyklasesystem und den GAG-Stoffwechsel in vitro gezüchteter Fibroblasten geprüft. Als Beispiel aus der Gruppe der entzündungshemmenden Glukokortikoide wurde Prednisolon, als Beispiel aus der Gruppe der nicht-hormonalen Antiphlogistika Benzydamin gewählt. Auch bei den Versuchen mit diesen Verbindungen ergaben sich Hinweise auf eine Korrelation zwischen zellulärem cAMP-Gehalt und GAG-Syntheserate. Weiterhin konnte in diesen Versuchen ein Antagonismus zwischen der Hemmwirkung der Antiphlogistika und dem Stimulationseffekt des $PGE_1$ nachgewiesen werden.

Die mit Benzydamin erzielten Ergebnisse sind in Abb. 7 zusammengefaßt. Die alleinige Applikation von Benzydamin ($3 \times 10^{-4}$ bis $3 \times 10^{-5}$ M) führte zu einer signifikanten Reduktion ($p < 0.001$) sowohl des zellulären cAMP-Gehaltes als auch der GAG-Sekretion. $PGE_1$ (5 µg/ml) bewirkte die oben bereits beschriebene Zunahme des zellulären cAMP-Gehaltes sowie der GAG-Absonderung. Bei der kombinierten Anwendung von Benzydamin und $PGE_1$ wurde bei den gewählten Prüfstoffkonzentrationen der

Hemmeffekt des Antiphlogisticums vollständig aufgehoben bzw. umgekehrt der Stimulationseffekt des $PGE_1$ abgeschwächt. Ebenso führte Prednisolon (1 und 10 µg/ml) bei gleicher Versuchsanordnung nicht nur zu der bekannten Hemmung der GAG-Produktion (s. z.B. Karzel und Domenjoz, 1971), sondern ebenfalls zu einer vorausgehenden Verminderung des zellulären cAMP-Gehaltes (Abb. 8). Bei kombinierter Anwendung von Prednisolon und $PGE_1$ trat der Antagonismus zwischen beiden Pharmaka in ähnlicher Weise zutage wie bei Benzydamin.

## Diskussion

In den vorliegenden Untersuchungen war zunächst die Frage zu klären, ob die von uns als Arbeitsmodell verwendeten, primär aus embryonalem Mesenchymgewebe angelegten Fibroblastenkulturen über ein Adenylzyklasesystem verfügen, wie es für Bindegewebszellen verschiedener Herkunft von anderen Autoren beschrieben worden ist (z.B. Manganiello und Vaughan, 1972; Peery et al., 1971; Rao et al., 1971). Tatsächlich konnte bei unseren Fibroblasten muriner Herkunft unter den vorgegebenen in vitro-Bedingungen ein funktionsfähiges Adenylzyklasesystem nachgewiesen werden. Allerdings scheinen hinsichtlich der zellulären Adenylzyklaserezeptoren zwischen Bindegewebszellen unterschiedlicher Herkunft Differenzen zu bestehen. Während einige Autoren (Makman, 1971; Rao et al., 1971) an ihren Versuchsobjekten unter dem Einfluß von Adrenalin und Isoprenalin eine Erhöhung des zellulären cAMP-Gehaltes beobachten konnten, sprachen die von uns benutzten Zellen auf diese Mediatoren ebenso wie auf weitere biogene Amine (Histamin, 5-Hydroxytryptamin) nicht an. Auch Manganielle und Vaughan (1972) konnten an der von ihnen verwendeten Fibroblastenlinie keinen Adenylzyklaserezeptor für Katecholamine feststellen.

Von besonderem Interesse in Bezug auf eine potentielle Mediatorfunktion bestimmter Polypeptide bei entzündlichen Reaktionen dürfte der in diesen Untersuchungen erstmalig erhobene Befund sein, daß Bradykinin das Adenylzyklasesystem zu stimulieren vermag. Dieser Befund gewinnt angesichts der Tatsache, daß Bradykinin auch die GAG-Sekretion der Zellen steigert, weiter an Gewicht.

Ein positiver Einfluß von Östradiol auf die GAG-Synthese von Fibroblasten ist bereits früher beschrieben worden (Ozello,

1964). In den eigenen Untersuchungen konnte dieser Befund
bestätigt und dahingehend ergänzt werden, daß der gesteigerten GAG-Synthese eine Erhöhung des zellulären cAMP-Gehaltes vorausgeht.

Ähnlich wie Östradiol führte auch $PGE_1$ zu einer initialen
Erhöhung des zellulären cAMP-Spiegels und einer anschließenden Zunahme der GAG-Sekretion. Eine weitere Parallelität zwischen Östradiol und $PGE_1$ zeigte sich darin, daß
die GAG-Sekretion oberhalb jeweils einer bestimmten Konzentration der Prüfstoffe (Östradiol 0.5 µg/ml; $PGE_1$ 5 - 10
µg/ml) nicht weiter zunahm, sondern wieder abzufallen begann. Dies gilt jedoch nicht für den cAMP-Gehalt: Erhöhung
der $PGE_1$-Konzentration über den oben genannten Wert hinaus
führte zu einem weiteren Anstieg des zellulären cAMP-Gehaltes, während eine über 0.5 µg/ml hinaus erhöhte Östradiolkonzentration mit einer Reduktion (bezogen auf den Maximalwert, nicht auf die Kontrollen) sowohl der GAG- als auch
der cAMP-Werte einherging.

Die mit Bradykinin, Östradiol und $PGE_1$ erzielten Ergebnisse
stützen die in der Einleitung formulierte Arbeitshypothese,
daß das Adenylzyklasesystem an der Regulation des GAG-Stoffwechsels von Fibroblasten in vitro beteiligt ist. In gleichem Sinn spricht auch der Befund, daß durch ein erhöhtes
Angebot von exogenem cAMP in Form von Db-cAMP eine Steigerung der GAG-Synthese bewirkt werden kann.

Auch die Befunde, die bei den Versuchen mit Antiphlogistika
erhoben wurden, widersprechen dieser Hypothese nicht, denn
auch hier zeigte sich eine Parallelität zwischen GAG-Sekretion und zellulärem cAMP-Gehalt. Der aus früheren Untersuchungen (Lit. s. Einleitung) bekannten, antiphlogistikabedingten Hemmung der GAG-Produktion ging bei den beiden in
unsere Untersuchungen einbezogenen Verbindungen Prednisolon
und Benzydamin eine Verminderung des zellulären cAMP-Gehaltes voraus.

Aus diesen Befunden kann somit gefolgert werden, daß das Adenylzyklasesystem neben anderen zellulären Funktionen auch
die GAG-Synthese der Fibroblasten steuert bzw. als wichtiger
Teilfaktor daran beteiligt ist. Eine Veränderung des GAG-Gehaltes im Medium von Zellkulturen kann theoretisch auf einer

vermehrten bzw. verminderten Sekretion oder auf einem gesteigerten bzw. reduzierten extrazellulären Abbau der sezernierten GAG beruhen. Einer Veränderung der Sekretion wiederum kann eine vermehrte oder verringerte zelluläre GAG-Synthese, ein erhöhter oder verminderter GAG-Abbau in der Zelle sowie eine gesteigerte oder reduzierte Ausschleusung von GAG aus der Zelle zugrundeliegen.

Ein Einfluß der verwendeten Prüfstoffe auf den extrazellulären Abbau sezernierter GAG kann - wie orientierende Versuche ergeben haben - als Ursache der beobachteten Veränderungen des GAG-Gehaltes des Mediums ausgeschlossen werden. Die Wirkungen der Prüfstoffe dürften vielmehr die intrazellulären Vorgänge betreffen. Nach Fratantoni et al. (1968) verfügen Fibroblasten über einen Synthese- und einen Abbaupool für GAG. Der intrazelluläre GAG-Gehalt ergibt sich demnach aus der Differenz zwischen Syntheserate einerseits und Abgabe in das extrazelluläre Milieu sowie Abbau in der Zelle andrerseits. Untersuchungen von Goggins et al. (1972) an einem permanenten Fibroblastenstamm machen es wahrscheinlich, daß durch Db-cAMP nicht nur die Sekretions-, sondern tatsächlich auch die GAG-Syntheserate gesteigert wird und daß der intrazelluläre GAG-Abbau unbeeinflußt bleibt. Vermutlich beruht die in den eigenen Untersuchungen unter dem Einfluß von Pharmaka beobachtete Zu- bzw. Abnahme der GAG-Sekretion ebenfalls auf einer gesteigerten bzw. verminderten GAG-Synthese.

Die erhobenen Befunde lassen weiterhin den Schluß zu, daß die in den letzten Jahren vielfach diskutierte Mediatorfunktion der Prostaglandine - insbesondere des $PGE_1$ - bei Entzündungsprozessen (s. z.B. Vane, 1974) sich auch auf die für derartige Vorgänge bedeutsame GAG-Synthese erstrecken könnte. Andrerseits könnte die Hemmwirkung der Antiphlogistika auf die GAG-Synthese u.a. über eine Wechselwirkung mit dieser Prostaglandinfunktion zustandekommen.

## Literatur

Coulter, W.H.: Nat. Electron. Conf., Chicago, Ill. (1956)
Fratantoni, J.C., Hall, C.W., Neufeld, E.F.: Proc. Nat. Acad. Sci. USA 60, 699 (1968)
Gilman, A.G.: Proc. Nat. Acad. Sci. USA 67, 305 (1970)
Goggins, J.F., Johnson, G.S., Pastan, L.: J. Biol. Chem. 247, 5759 (1972)
Kalbhen, D.A., Karzel, K., Dinnendahl, V., Domenjoz, R.: Arzneim.-Forsch. 20, 1479 (1970)
Kalbhen, D.A., Karzel, K., Domenjoz, R.: Chim. ther. 1, 438 (1966)
Kalbhen, D.A., Karzel, K., Domenjoz, R.: Med. Pharmacol. exp. 16, 185 (1967)
Karzel, K., in: Heister, R., Hofmann, H.F.: Die Entzündung. Urban & Schwarzenberg, München 1966
Karzel, K., Domenjoz, R.: Med. exp. 9, 385 (1963)
Karzel, K., Domenjoz, R.: Excerpta Med. Int. Congr. Ser. No. 188, 102 (1968)
Karzel, K., Domenjoz, R.: Pharmacology 2, 302 (1969)
Karzel, K., Domenjoz, R.: Pharmacology 5, 337 (1971)
Karzel, K., Kalbhen, D.A., Domenjoz, R., in: Lindner, J., Rüttner, J.R., Miescher, P.A., Wilhelmi, E.: Arthritis - Arthrose. Huber, Bern 1971
Makman, H.M.: Proc. Nat. Acad. Sci. USA 68, 2127 (1972)
Manganiello, V., Vaughan, M.: Proc. Nat. Acad. Sci. USA 69, 269 (1972)
Ozello, L.: J. Cell. Biol. 21, 283 (1964)
Padberg, D.W.: Inaug.-Diss., Bonn 1974
Peery, Ch.V., Johnson, G.S., Pastan, I.: J. Biol. Chem. 21, 283 (1971)
Peters, H.D., Karzel, K., Padberg, D., Schönhöfer, P.S., Dinnendahl, V.: Pol. J. Pharmacol. Pharm. 26, 41 (1974)
Rao, G.J., Del Monte, M., Nadler, H.L.: Nature (New Biol.) 232, 253 (1971)
Schönhöfer, P.S., Peters, H.D., Karzel, K., Dinnendahl, V., Westhofen, P.: Pol. J. Pharmacol. Pharm. 26, 51 (1974)
Vane, J.R.: Pol. J. Pharmacol. Pharm. 26, 3 (1974)

## Anhang

a) Tabellen

Tabelle I: Einfluß von Bradykinin BRS 640 auf den zellulären cAMP-Gehalt (Einwirkungszeit: 10 min) und die während 24 h erfolgende GAG-Sekretion in vitro gezüchteter Fibroblasten. ($\bar{x} \pm S_{\bar{x}}$; t-Test; p bezogen auf Lösungsmittelkontrolle)

|  | cAMP in pmol/$10^6$ Zellen x 10 min | | | GAG-Sekretion in µg/ $10^6$ Zellen x 24 h | | |
|---|---|---|---|---|---|---|
|  | $\bar{x}$ | $\pm S_{\bar{x}}$ | p | $\bar{x}$ | $\pm S_{\bar{x}}$ | p |
| Kontrolle | 38.7 | 4.2 | – | 101.5 | 9.6 | – |
| Lösungsmittel-kontrolle | 44.9 | 11.0 | – | 37.4 | 2.0 | – |
| Bradykinin 1.0 µg/ml | 297.0 | 28.0 | <0.001 | 92.6 | 8.4 | <0.001 |
| Bradykinin 0.1 µg/ml | 84.6 | 9.6 | <0.002 | 82.2 | 6.9 | <0.001 |

Tabelle II: Einfluß von 17-β-Östradiol auf den zellulären cAMP-Gehalt (Einwirkungszeit: 5 min) und die während 24 h erfolgende GAG-Sekretion in vitro gezüchteter Fibroblasten. ($\bar{x} \pm S_{\bar{x}}$; t-Test; p bezogen auf Kontrolle)

|  | cAMP in pmol/$10^6$ Zellen x 5 min | | | GAG-Sekretion in µg/ $10^6$ Zellen x 24 h | | |
|---|---|---|---|---|---|---|
|  | $\bar{x}$ | $\pm S_{\bar{x}}$ | p | $\bar{x}$ | $\pm S_{\bar{x}}$ | p |
| Kontrolle | 17.3 | 1.6 | – | 65.9 | 6.6 | – |
| Östradiol 0.1 µg/ml | 59.1 | 5.6 | <0.001 | 93.0 | 7.0 | <0.002 |
| Östradiol 0.5 µg/ml | 83.2 | 5.9 | <0.001 | 171.1 | 15.9 | <0.001 |
| Östradiol 1 µg/ml | 68.4 | 7.8 | <0.001 | 108.6 | 9.2 | <0.001 |

Tabelle III: Einfluß von Db-cAMP ($10^{-5}$ - $5\times10^{-3}$ M; Einwirkungszeit: 2 und 24 h) auf die Zellzahl von Fibroblastenkulturen ($\bar{x} \pm S_{\bar{x}}$; t-Test; p bezogen auf Kontrollen; n.s.: nicht signifikant = p >0.05).

|  | Zellzahl/Kultur x $10^6$ bei Einwirkzeiten von | | | | | |
|---|---|---|---|---|---|---|
|  | 2 h | | | 24 h | | |
|  | $\bar{x}$ | $\pm S_{\bar{x}}$ | p | $\bar{x}$ | $\pm S_{\bar{x}}$ | p |
| Kontrolle | 1.36 | 0.065 | - | 1.31 | 0.035 | - |
| Db-cAMP $10^{-5}$ M | 1.33 | 0.015 | n.s. | 1.21 | 0.035 | n.s. |
| Db-cAMP $10^{-4}$ M | 1.39 | 0.105 | n.s. | 0.89 | 0.080 | <0.01 |
| Db-cAMP $5\times10^{-4}$ M | 1.32 | 0.090 | n.s. | 0.62 | 0.080 | <0.001 |
| Db-cAMP $10^{-3}$ M | 1.30 | 0.055 | n.s. | 0.64 | 0.045 | <0.001 |
| Db-cAMP $3\times10^{-3}$ M | 1.19 | 0.055 | n.s. | 0.47 | 0.025 | <0.001 |
| Db-cAMP $5\times10^{-3}$ M | 1.22 | 0.070 | n.s. | 0.42 | 0.040 | <0.001 |

Tabelle IV: Einfluß von $PGE_1$ (1 - 50 µg/ml; Einwirkungszeit: 10 min und 24 h) auf die während 24 h erfolgende GAG-Sekretion von Fibroblastenkulturen ($\bar{x} \pm S_{\bar{x}}$; t-Test; p bezogen auf Kontrollen; n.s.: nicht signifikant = p >0.05).

|  | GAG-Sekretion in µg/$10^6$ Zellen x 24 h bei Einwirkzeiten von | | | | | |
|---|---|---|---|---|---|---|
|  | 10 min | | | 24 h | | |
|  | $\bar{x}$ | $\pm S_{\bar{x}}$ | p | $\bar{x}$ | $\pm S_{\bar{x}}$ | p |
| Kontrolle | 60.89 | 1.60 | - | 66.32 | 1.30 | - |
| $PGE_1$ 1 µg/ml | 76.72 | 3.72 | <0.01 | 86.11 | 7.31 | n.s. |
| $PGE_1$ 5 µg/ml | 112.51 | 5.64 | <0.001 | 115.78 | 5.48 | <0.01 |
| $PGE_1$ 10 µg/ml | 95.72 | 2.09 | <0.001 | 102.94 | 2.98 | <0.01 |
| $PGE_1$ 20 µg/ml | 84.09 | 2.17 | <0.001 | - | | |
| $PGE_1$ 50 µg/ml | 78.67 | 3.42 | <0.01 | - | | |

## b) Abbildungen

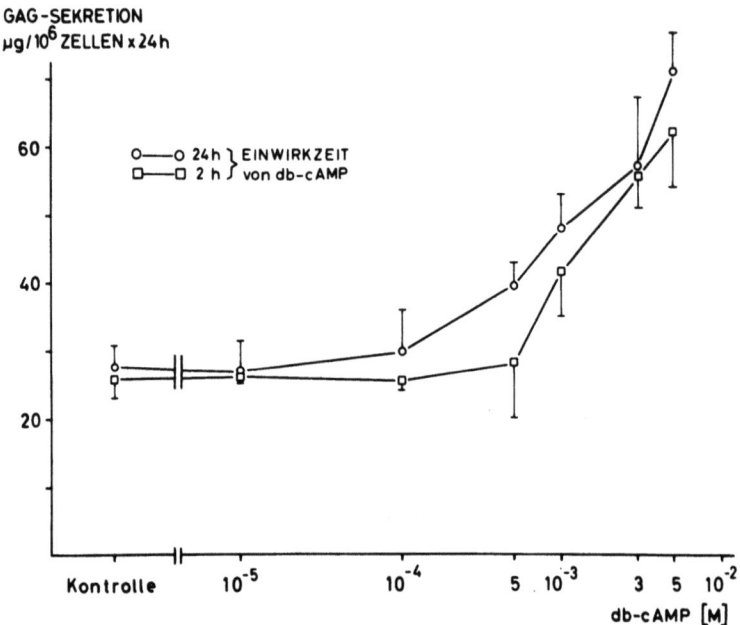

Abb. 1: Einfluß von Db-cAMP ($10^{-5}$ - $5 \times 10^{-3}$ M; Einwirkungszeit: 2 bzw. 24 h) auf die während 24 h erfolgende GAG-Sekretion in vitro gezüchteter Fibroblasten ($\bar{x} \pm 2\, S_{\bar{x}}$).

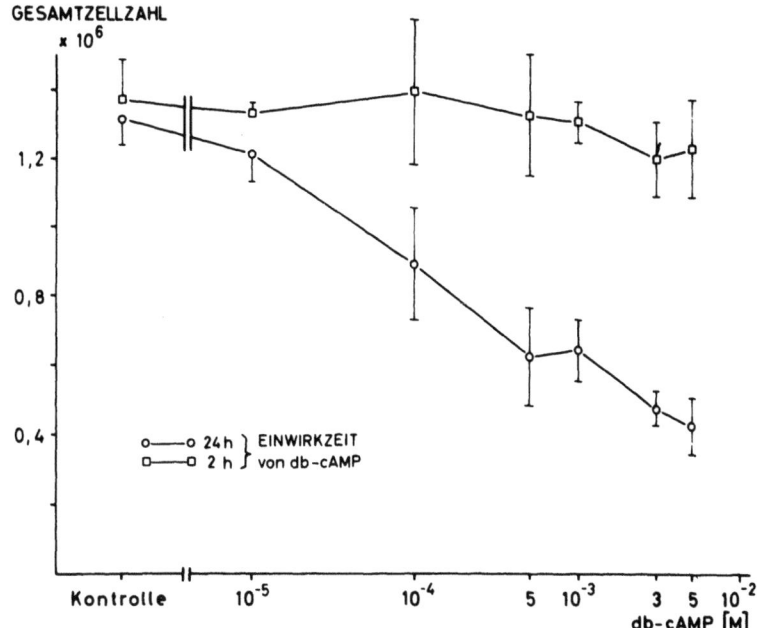

Abb. 2: Einfluß von Db-cAMP ($10^{-5}$ - $5 \times 10^{-3}$ M) bei Einwirkungszeiten von 2 und 24 h auf die nach 24 h ermittelte Zellzahl von Mäusefibroblastenkulturen ($\bar{x} \pm 2\, S_{\bar{x}}$).

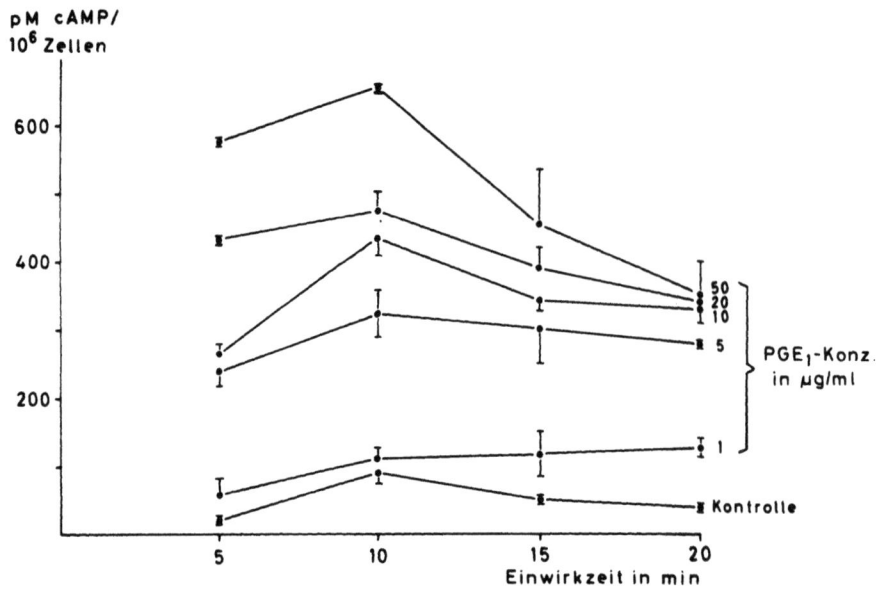

Abb. 3: Einfluß von Prostaglandin $E_1$ (1 - 50 µg/ml) auf den zellulären cAMP-Gehalt in vitro gezüchteter Fibroblasten in Abhängigkeit von der Zeit ($\bar{X} \pm 2\, S_{\bar{X}}$).

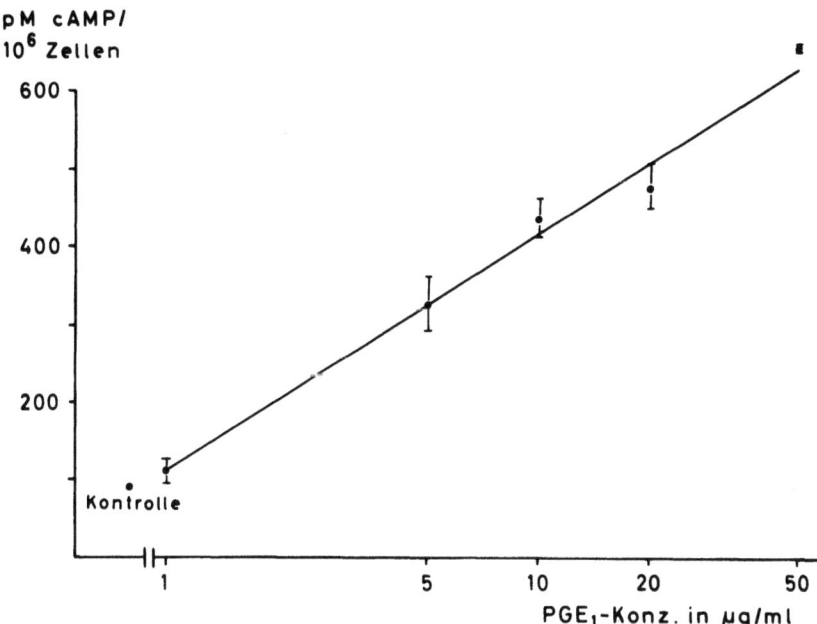

Abb. 4: Regressionsgerade für die Beziehung zwischen $PGE_1$-Konzentration und zellulärem cAMP-Gehalt in vitro gezüchteter Fibroblasten bei einer Einwirkungszeit von 10 min ($\bar{x} \pm 2\ S_{\bar{x}}$; r = 0.97).

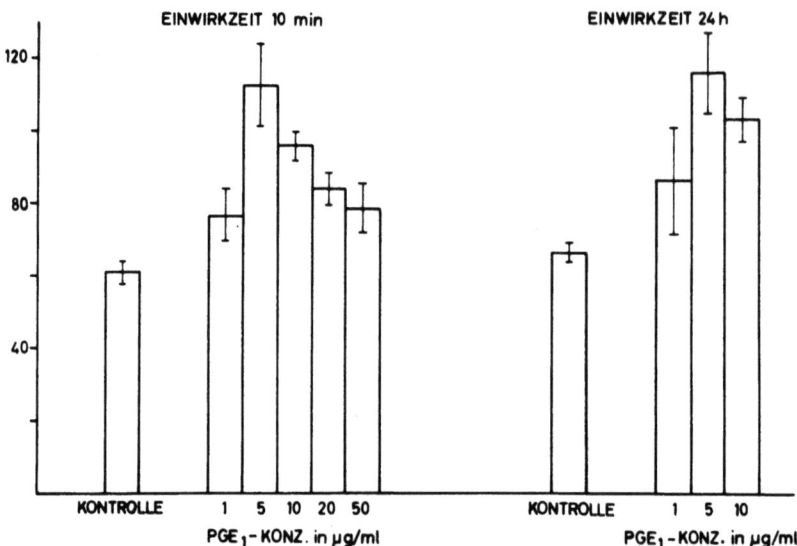

Abb. 5: Einfluß von $PGE_1$ (1 - 50 µg/ml; Einwirkungszeit: 10 min bzw. 24 h) auf die während 24 h erfolgende GAG-Sekretion in vitro gezüchteter Fibroblasten ($\bar{x} \pm 2\ S_{\bar{x}}$).

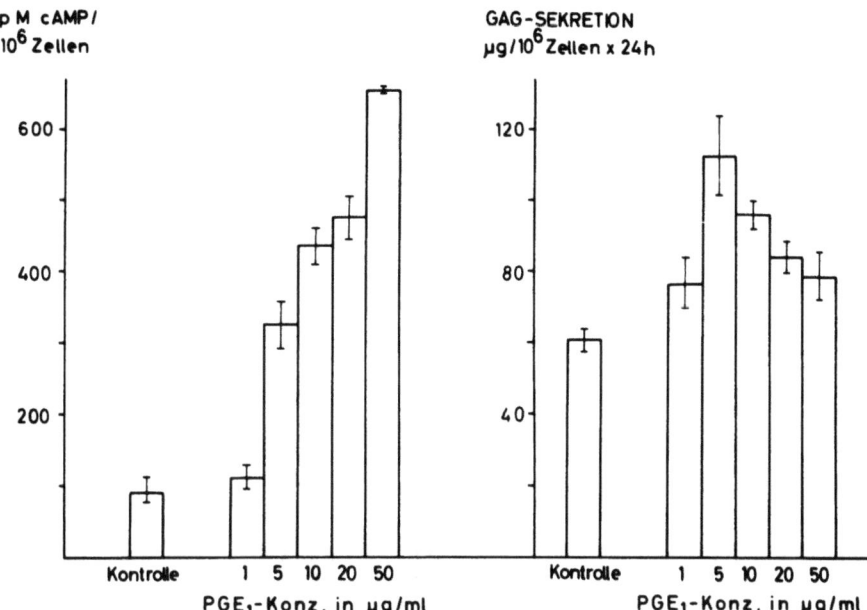

Abb. 6: Vergleich des Einflusses von $PGE_1$ (1 - 50 µg/ml; Einwirkungszeit: 10 min) auf den zellulären cAMP-Gehalt und die während 24 h erfolgende GAG-Sekretion ($\bar{x} \pm 2 S_{\bar{x}}$).

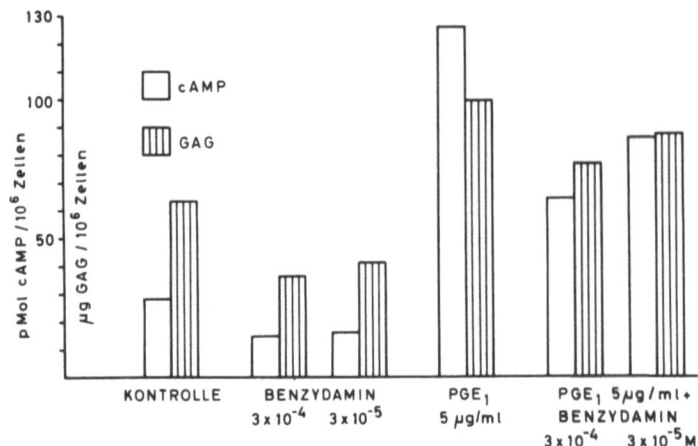

Abb. 7: Einfluß von Benzydamin ($3 \times 10^{-4}$ und $3 \times 10^{-5}$ M) und $PGE_1$ (5 µg/ml) sowie der kombinierten Anwendung von Benzydamin und $PGE_1$ (Einwirkungszeit: 10 min) auf den zellulären cAMP-Gehalt und die während 24 h erfolgende GAG-Sekretion in vitro gezüchteter Fibroblasten.

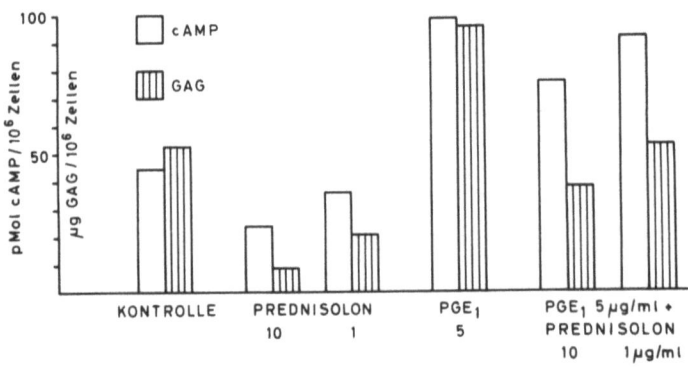

Abb. 8: Einfluß von Prednisolon (1 und 10 µg/ml) und $PGE_1$ (5 µg/ml) sowie der kombinierten Anwendung von Prednisolon und $PGE_1$ (Einwirkungszeit: 10 min) auf den zellulären cAMP-Gehalt und die GAG-Sekretion in vitro gezüchteter Fibroblasten.

# FORSCHUNGSBERICHTE
## des Landes Nordrhein-Westfalen

*Herausgegeben
im Auftrage des Ministerpräsidenten Heinz Kühn
vom Minister für Wissenschaft und Forschung Johannes Rau*

Die »Forschungsberichte des Landes Nordrhein-Westfalen« sind in zwölf Fachgruppen gegliedert:

Wirtschafts- und Sozialwissenschaften
Verkehr
Energie
Medizin/Biologie
Physik/Mathematik
Chemie
Elektrotechnik/Optik
Maschinenbau/Verfahrenstechnik
Hüttenwesen/Werkstoffkunde
Metallverarb. Industrie
Bau/Steine/Erden
Textilforschung

Die Neuerscheinungen in einer Fachgruppe können im Abonnement zum ermäßigten Serienpreis bezogen werden. Sie verpflichten sich durch das Abonnement einer Fachgruppe nicht zur Abnahme einer bestimmten Anzahl Neuerscheinungen, da Sie jeweils unter Einhaltung einer Frist von 4 Wochen kündigen können.

## WESTDEUTSCHER VERLAG
5090 Leverkusen 3 · Postfach 300 620

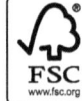

MIX
Papier aus verantwortungsvollen Quellen
Paper from responsible sources
FSC® C105338

If you have any concerns about our products,
you can contact us on
**ProductSafety@springernature.com**

In case Publisher is established outside the EU,
the EU authorized representative is:
**Springer Nature Customer Service Center GmbH
Europaplatz 3, 69115 Heidelberg, Germany**

Printed by Libri Plureos GmbH
in Hamburg, Germany